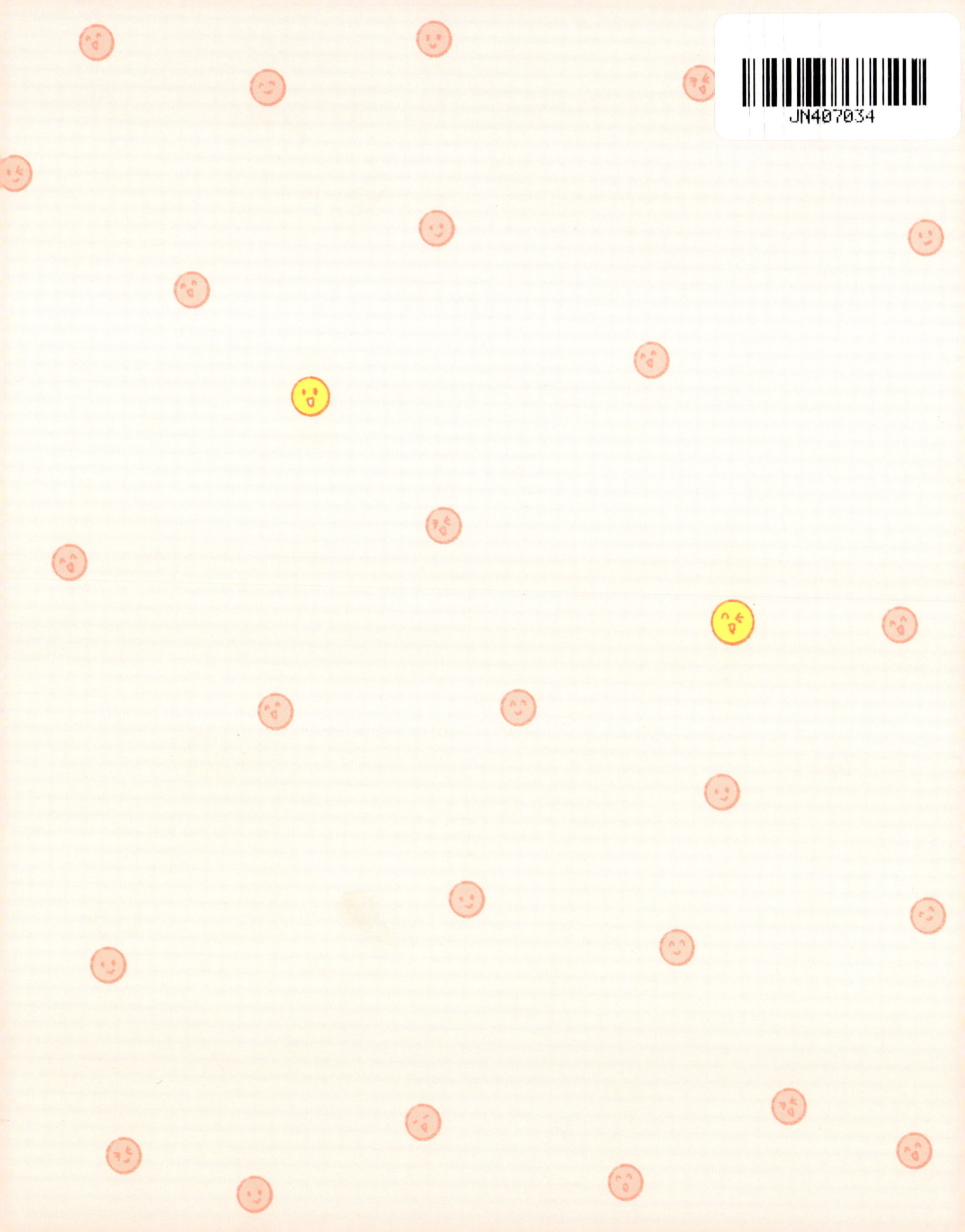

글·그림 이주윤

어린 시절, 성에 대해 궁금한 게 많았지만 쉽게 묻지 못하는 아이였어요.
그때 어린이 눈높이에 맞춘, 편안하고 친절한 성교육 책이 있었다면 얼마나 좋았을까 하는
마음으로 이 책을 쓰고 그렸습니다. 어른이 된 지금도 몸과 마음을 스스로 살피는 태도는
여전히 중요하다고 느낍니다. 산부인과 간호사로 일한 경험이 있고 현재는 어린이와 어른을 위한
글을 쓰고 있어요. 쓰고 그린 어린이 책으로 《어린이를 위한 마음 공부》, 《어린이를 위한 관계 공부》,
《해달 할배가 왜 그럴까?》 등이 있습니다.

감수 배정원 (행복한성문화센터)

중앙대학교 신문방송대학원에서 언론학 석사를, 이화여자대학교 대학원에서 보건학 과정을 수료하고
인제대학교 대학원에서 보건학 박사 학위를 받았습니다. 건강한 성과 좋은 관계를 알려 주는
성교육·성 상담 전문가로 25년 넘게 일하고 있으며, 현재 행복한성문화센터 대표, 세종대학교 겸임교수,
대한성학회 명예회장입니다. 그동안 쓴 책으로 《우리들의 사춘기》 시리즈, 《배정원 교수의 십 대를 위한
자존감 성교육》, 《배정원의 사랑학 수업》 등 다수가 있습니다.

어린이를 위한
몸과 마음 공부

초판 1쇄 발행 • 2025년 12월 17일

글·그림 • 이주윤
감수 • 배정원

펴낸곳 • 보랏빛소
펴낸이 • 김철원

책임편집 • 윤선주
디자인 • 김규림
마케팅·홍보 • 이운섭

출판신고 • 2014년 11월 26일 제2015-000327호
주소 • 서울시 마포구 양화로1길 29 2층
대표전화·팩시밀리 • 070-8668-8802 (F)02-323-8803
이메일 • boracow8800@gmail.com

ISBN 979-11-94356-94-3 (74800)

• 이 책의 판권은 저자와 보랏빛소에 있습니다. 저작권법에 의해 보호 받는 저작물이므로 무단전재와 복제를 금합니다.
• 책값은 뒤표지에 있습니다. 잘못된 책은 구입한 곳에서 바꾸어 드립니다.

어린이제품 안전특별법에 의한 제품 표시사항
제조자명: 보랏빛소 | 제조국명: 대한민국
제조년월: 2025년 12월 | 사용연령: 8세 이상

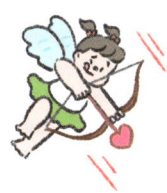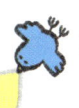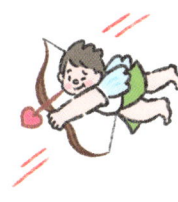

안전하고 **똑똑**한 **초등 성교육 Q&A**

글·그림 이주윤
감수 배정원
(행복한성문화센터)

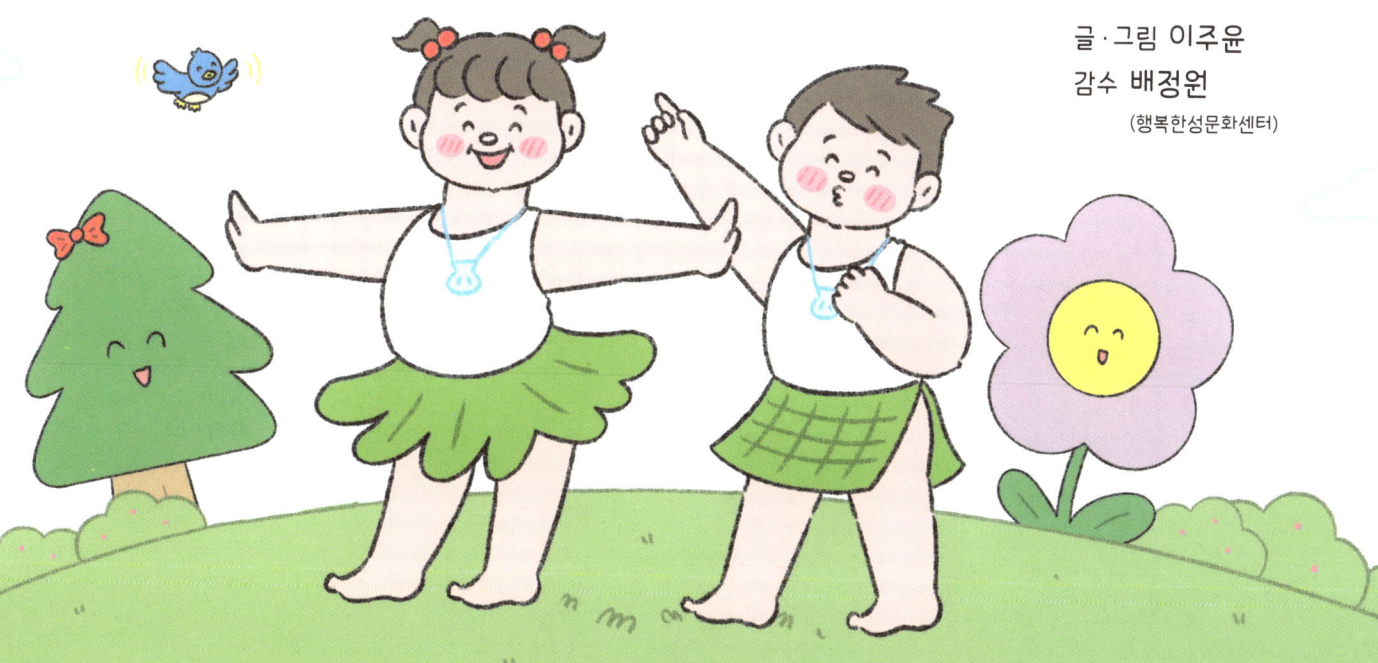

어린이를 위한
몸과 마음 공부

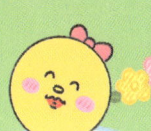

보랏빛소 어린이
Borabit Cow

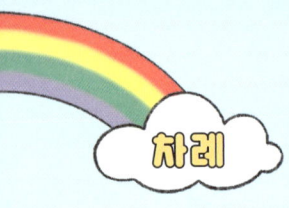

프롤로그 ★ 004

1. 내 몸이 알쏭달쏭

내 몸이 부끄러운데 어떡해요? ★ 008
몸에도 이름이 있다고요? ★ 012
씻는 게 그렇게 중요한가요? ★ 016
내 몸은 왜 이렇게 생겼죠? ★ 022
◆ 더 알아보아요 ◆ 저마다의 개성 있는 몸 ★ 028

2. 사춘기, 몸이 보내는 신호

사춘기? 그게 뭐예요? ★ 032
언니 몸에서 왜 피가 나요? ★ 036
형이 오줌을 싼 거예요? ★ 042
몸이 자라면 어른 아니에요? ★ 048
◆ 더 알아보아요 ◆ 사춘기를 지혜롭게 보내는 방법 ★ 052

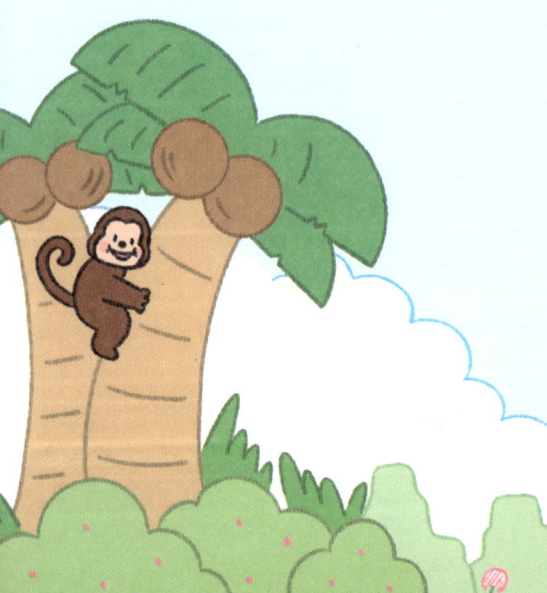
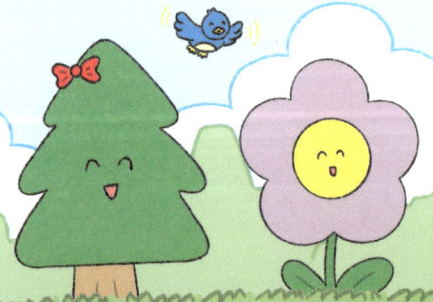
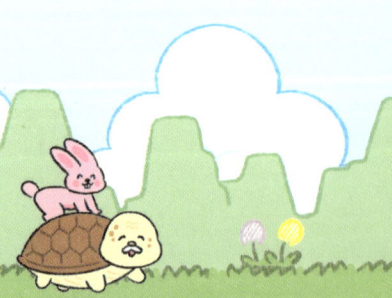

3 사춘기, 마음이 흔들흔들

기분이 왜 오락가락하죠? ★ 056
가슴이 답답할 땐 어떡해요? ★ 060
그 친구만 보면 왜 떨리죠? ★ 066
친구랑 친해질 수 있을까요? ★ 070
◆ 더 알아보아요 ◆ 우정과 사랑을 경험하는 시기 ★ 074

4 사랑과 생명 탄생의 비밀

아기는 어떻게 생겨요? ★ 078
아기는 왜 뱃속에 오래 있어요? ★ 084
아기는 어디로 나오는 거예요? ★ 090
나도 아기를 키워도 되나요? ★ 096
◆ 더 알아보아요 ◆ 가족의 의미와 생명의 귀중함 ★ 100

5 내 몸을 지키는 방법

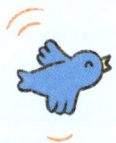

친구가 몸을 만지면 어떡해요? ★ 104
낯선 어른이 말을 거는데요? ★ 110
인터넷에 친구 사진을 올려도 돼요? ★ 116
남녀는 다르지만 같다고요? ★ 120
◆ 더 알아보아요 ◆ 나를 지키고 남을 존중하는 방법 ★ 124

에필로그 ★ 126

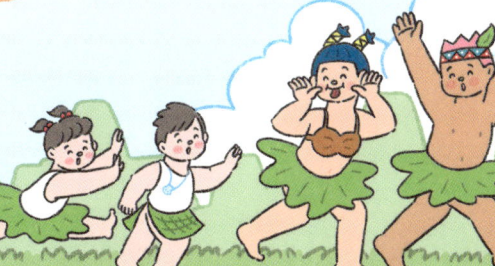

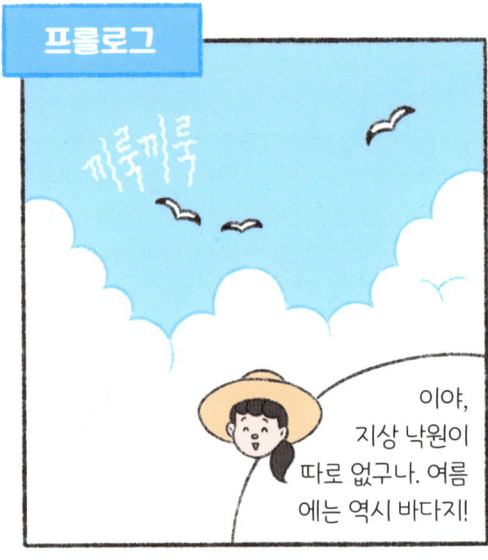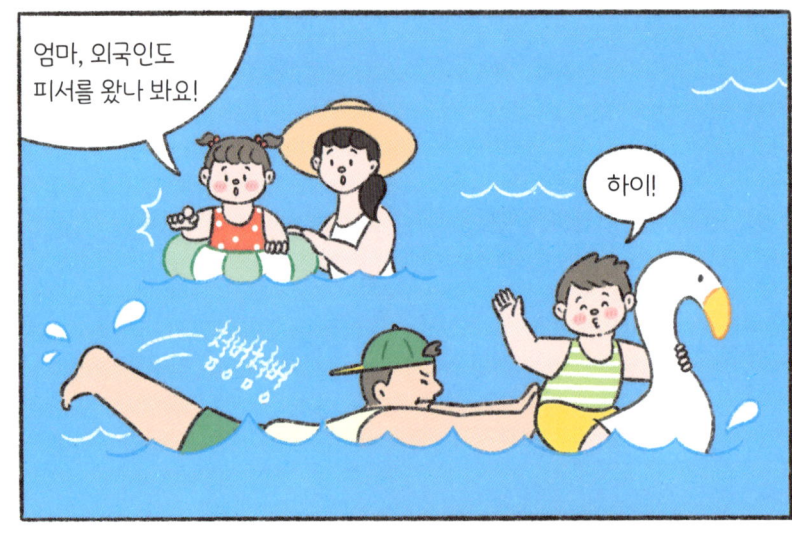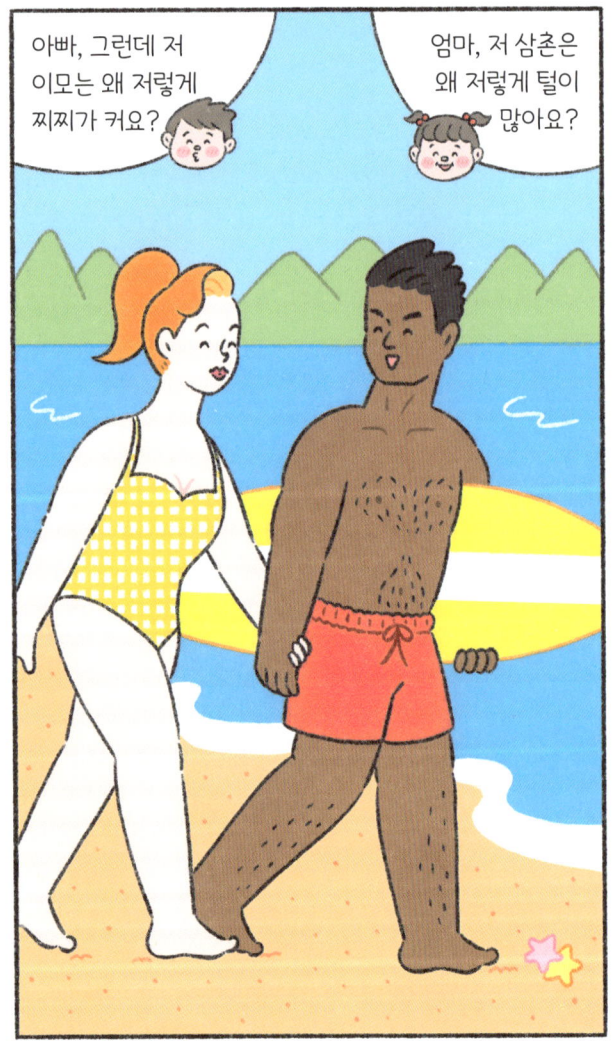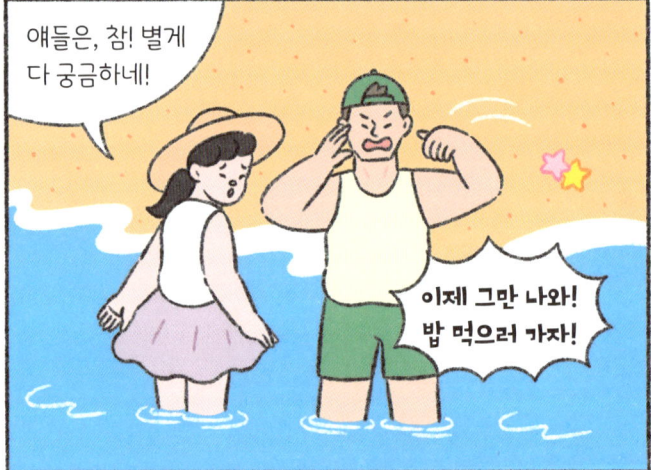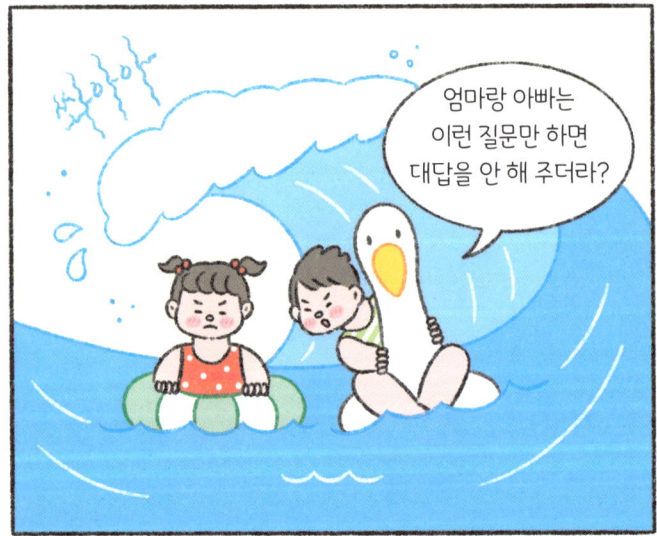

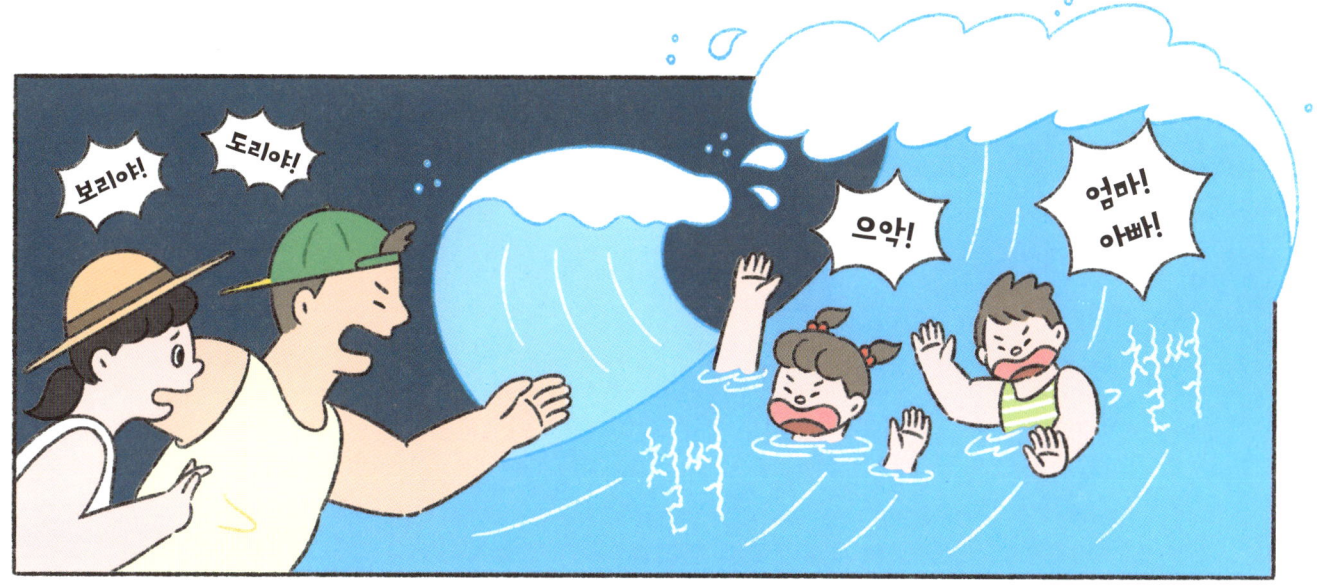
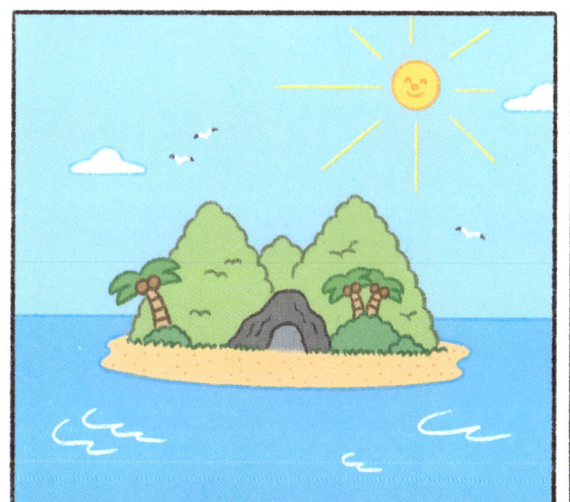
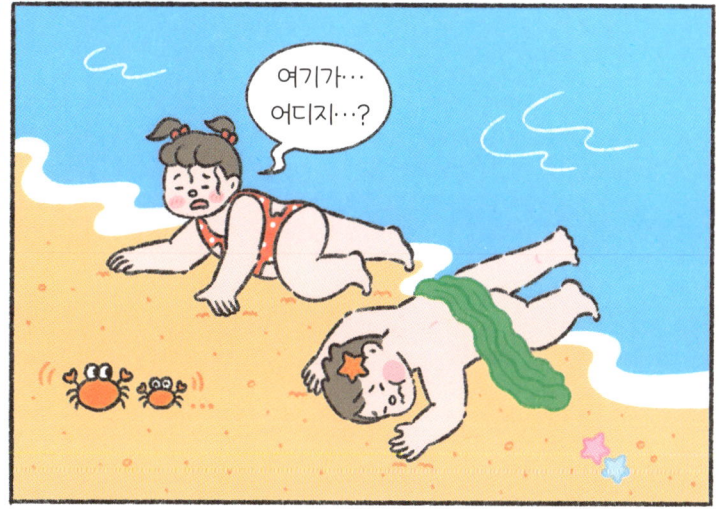
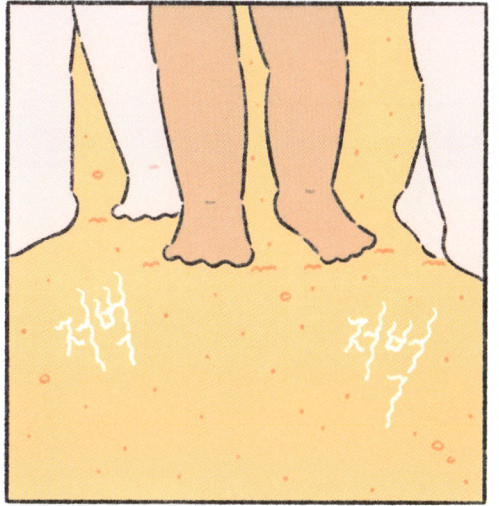
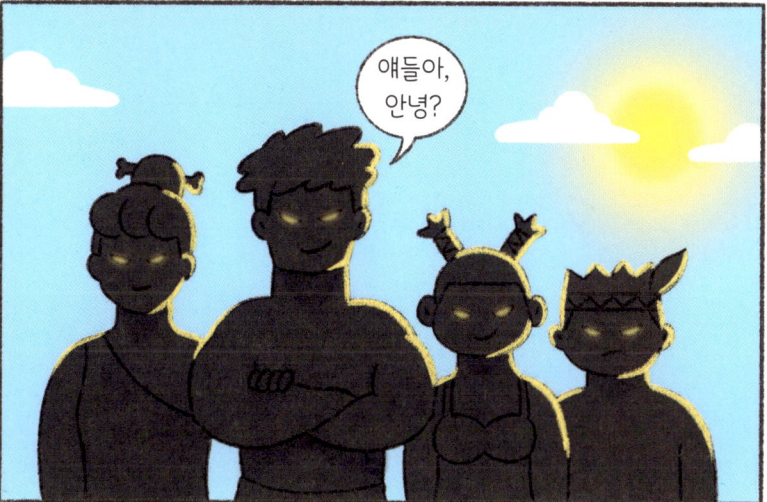

1 내 몸이 알쏭달쏭

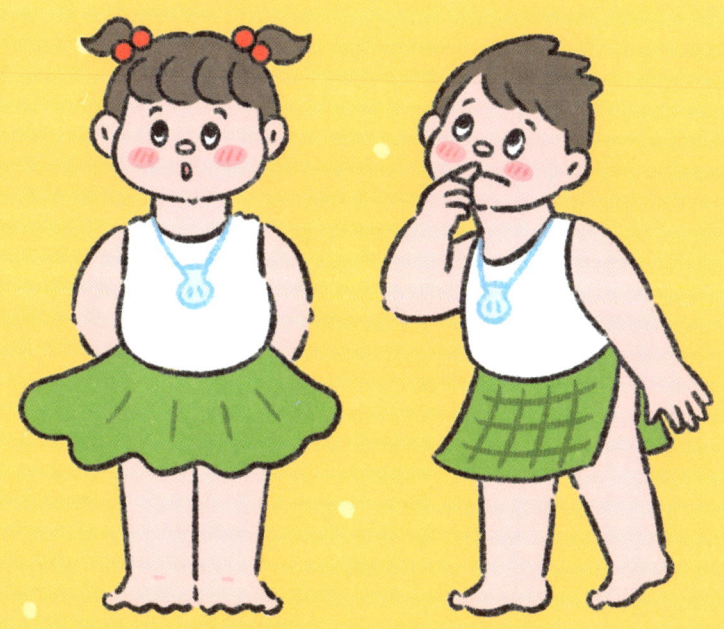

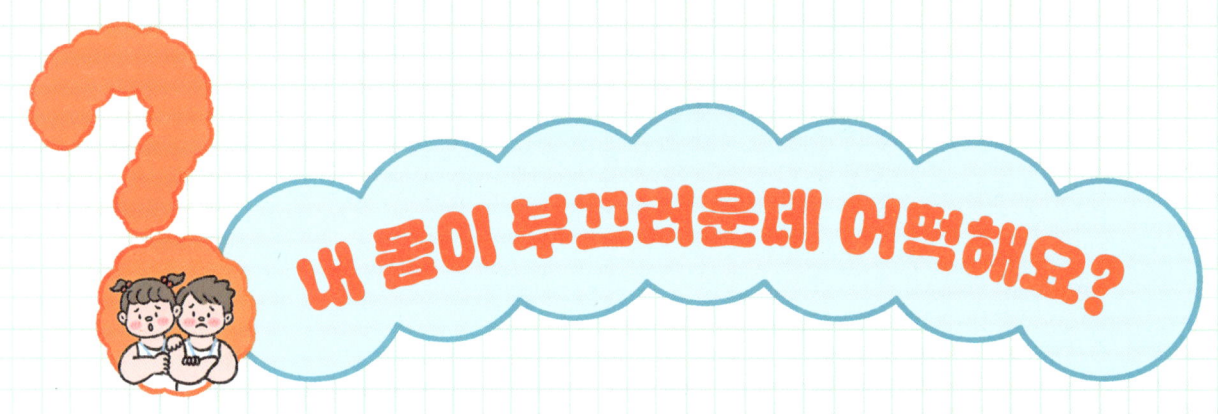

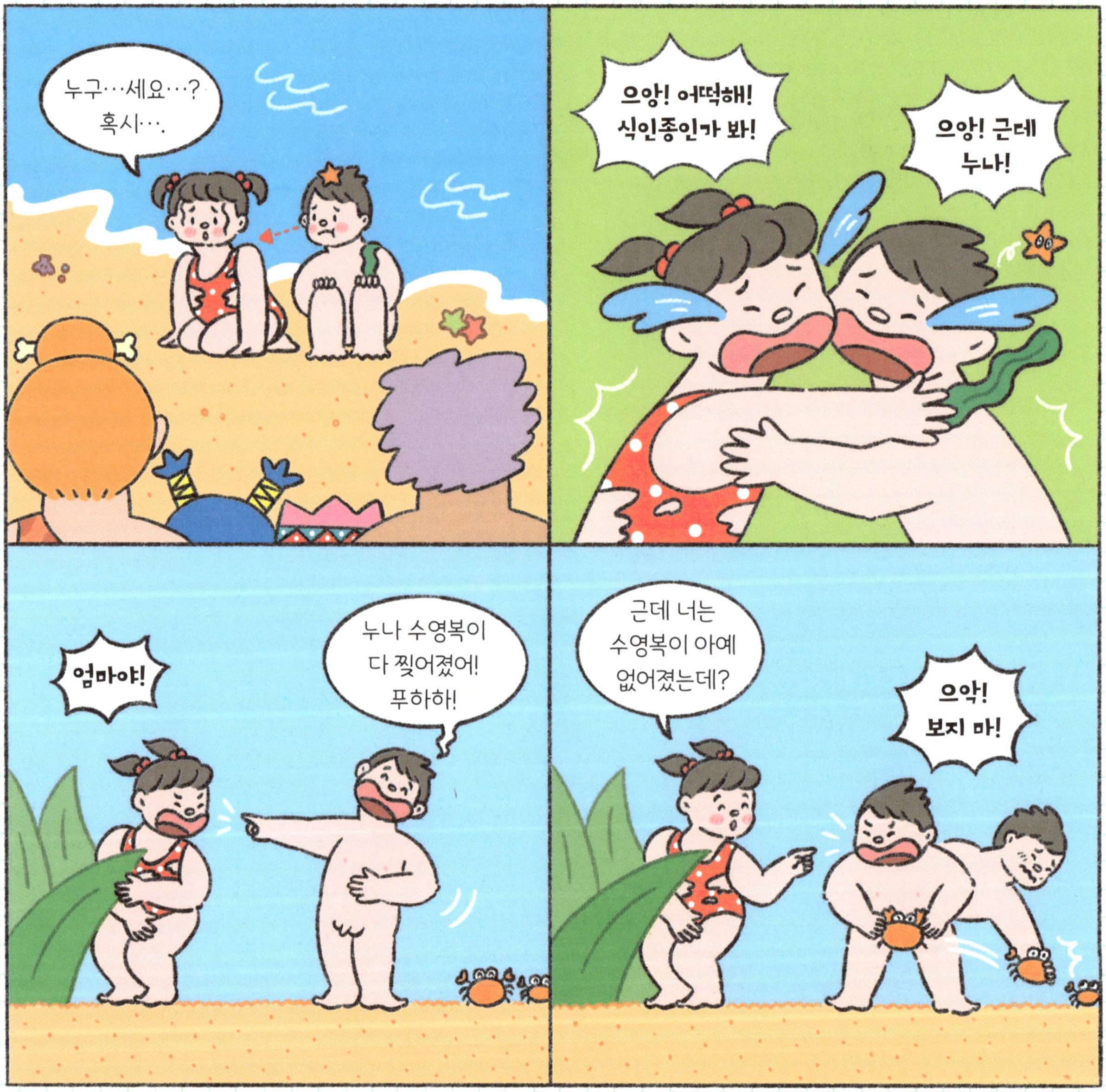

우리 몸은 자연스러운 거야

**나무와 꽃처럼 자연스러운 우리 몸,
부끄러워하지 않아도 괜찮아.**

이런, 보아하니 표류한 모양이구나! 당분간은 꼼짝없이 여기에서 지내야겠는걸? 걱정 마. 우리는 식인종이 아니라 태초의 섬에 사는 가족이니까. 우리 가족은 자연이 좋아서 태초의 섬으로 이사했단다. 내 이름은 '메리'야.

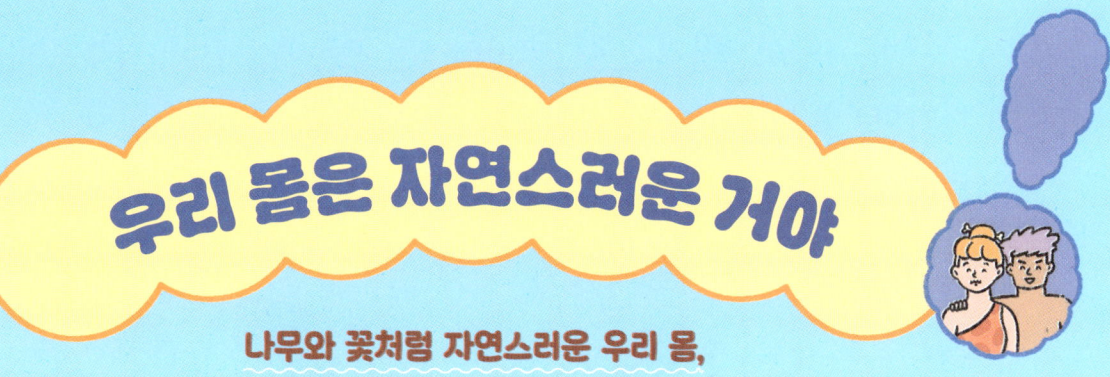

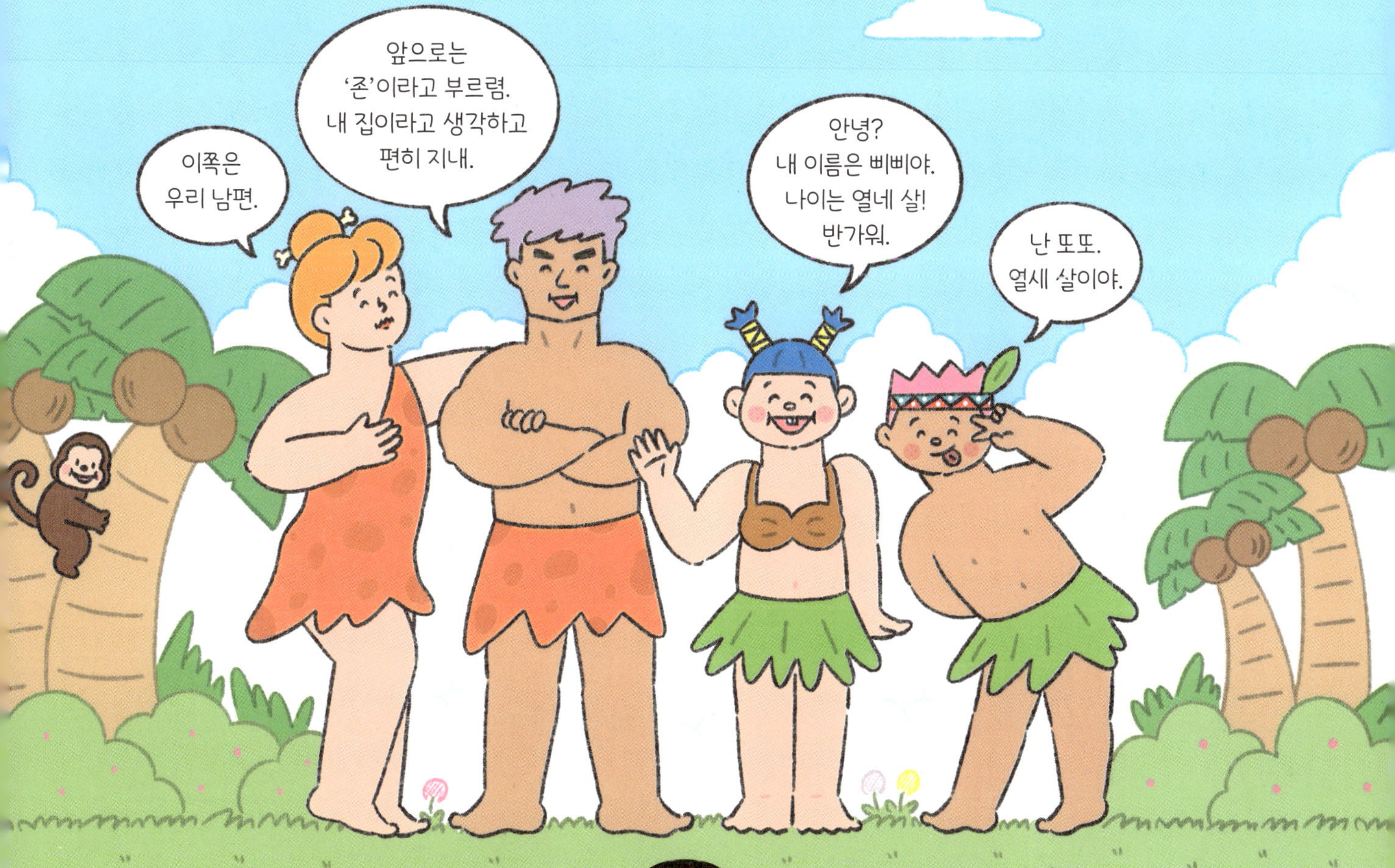

이쪽은 우리 남편.

앞으로는 '존'이라고 부르렴. 내 집이라고 생각하고 편히 지내.

안녕? 내 이름은 삐삐야. 나이는 열네 살! 반가워.

난 또또. 열세 살이야.

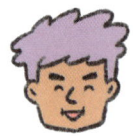 자연은 사람이 만들지 않은, 원래부터 있던 모든 것을 말해. 저기 보이는 푸른 하늘, 커다란 나무, 졸졸 흐르는 시냇물과 즐거이 뛰노는 망아지까지. 이 모든 것이 자연이야. 꾸밈없는 모습이 정말 자연스럽지? 그렇다면 우리 인간은 어떨까?

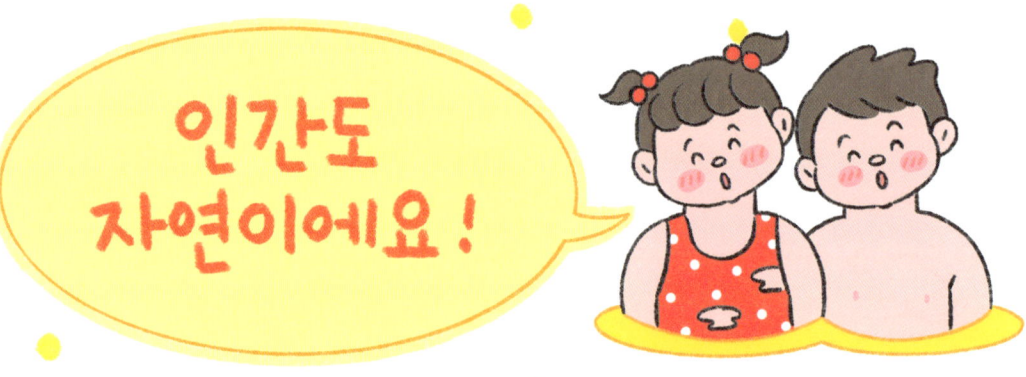

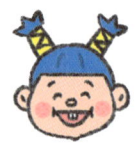 맞아. 우리도 자연의 일부야. 그러니까 몸도 자연스러운 거지. 그런데 사람들은 몸에 대해 이야기하는 걸 부끄러워 해. 하지만 우리 몸은 정말 재밌어. 손가락을 움직여 나뭇잎을 만지기도 하고, 두 발로 폴짝폴짝 뛸 수도 있잖아. 우리 몸이 이렇게나 멋진데 부끄러워할 필요가 있을까?

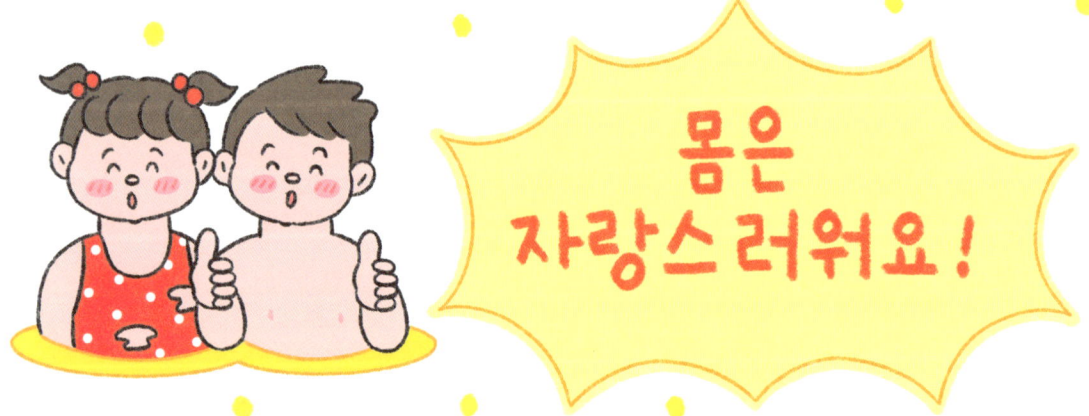

 그래. 다만, 소중한 몸이니까 잘 보호해야 해. 거북이가 등딱지로, 고슴도치가 가시로, 새가 깃털로 몸을 보호하듯 말이야. 너희에게도 섬에서 입을 만한 새 옷을 선물할게. 마음에 들었으면 좋겠다.

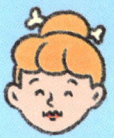 그나저나 부모님이 무척 걱정이 많으시겠구나. 너희를 육지에 데려다주고 싶지만 안타깝게도 이 섬에는 전화도, 배도 없단다. 육지에서 섬으로 휴가 오는 사람이 가끔씩 있으니 그때 한번 부탁해 볼게. 그동안은 우리와 함께 즐겁게 보내 보자!

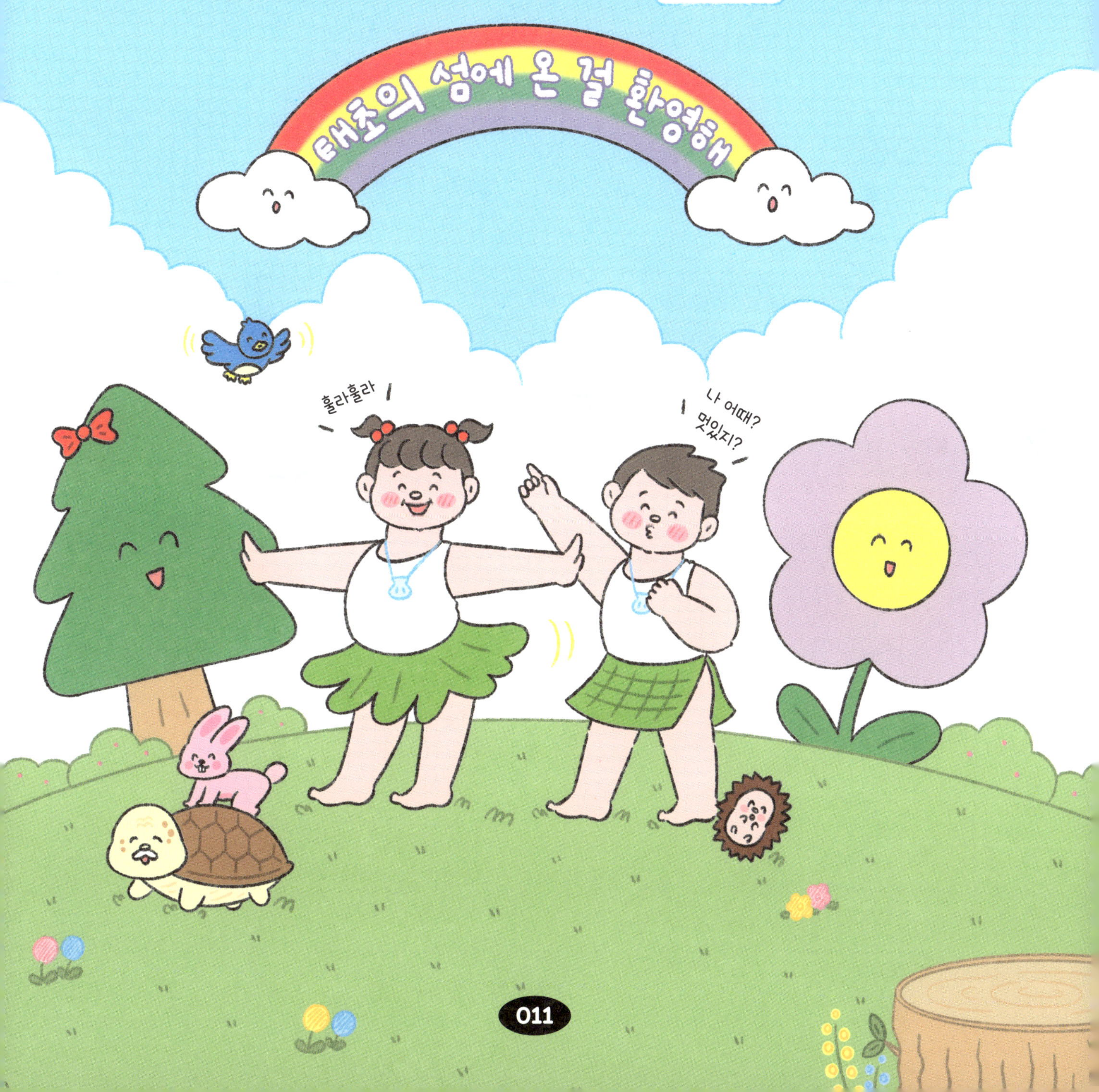

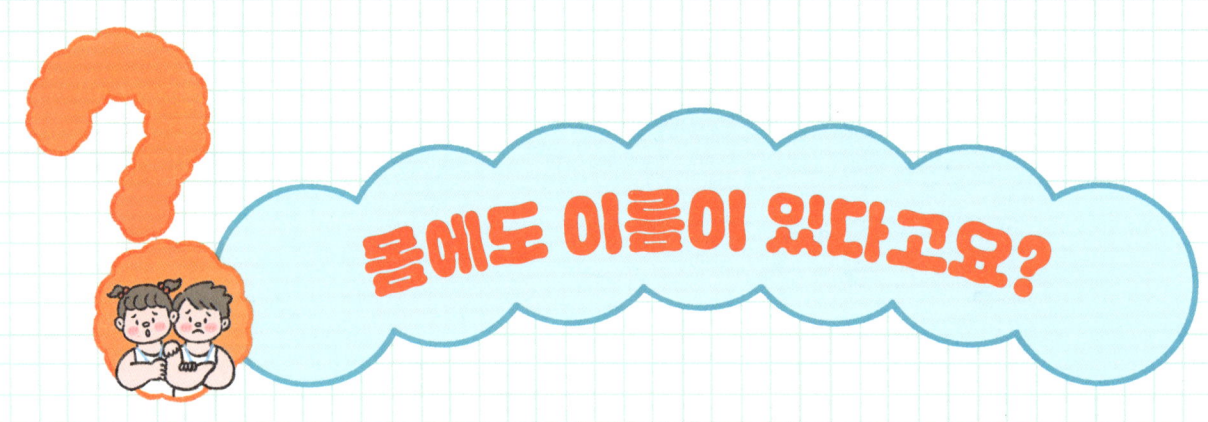

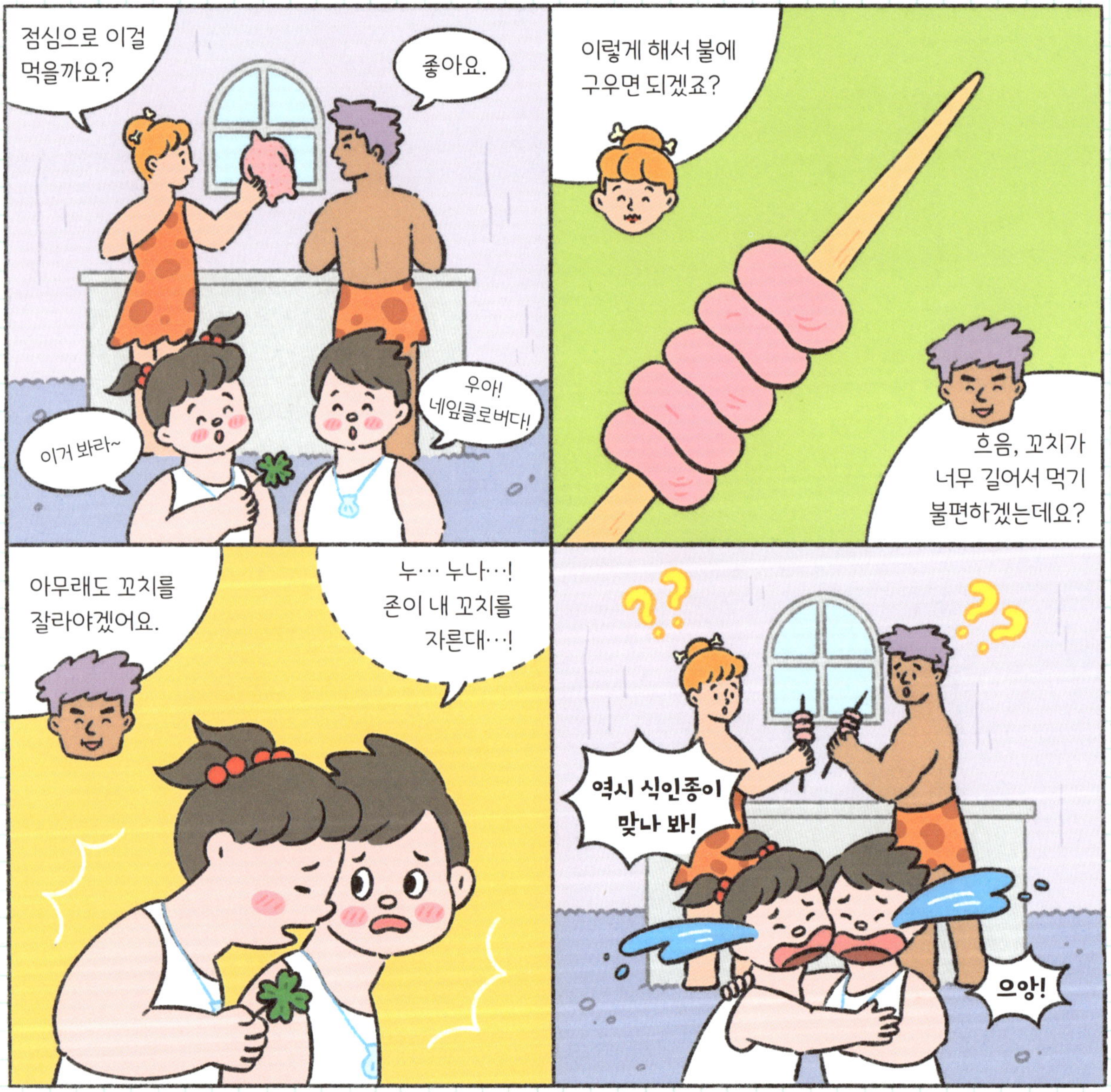

우리 몸을 제대로 부르자

**스스로를 사랑한다면
내 몸의 이름을 정확히 불러 주자.**

우리 몸에는 모든 부분에 이름이 있어. 그런데 어떤 부분은 이름을 잘 모르거나 어색해서 부르지 않기도 하지. 보리와 도리 같은 이름을 부르듯, 우리 몸의 이름도 정확히 불러야 해. 그래야 오해 없이 이야기할 수 있고 몸을 건강하게 돌볼 수 있거든.

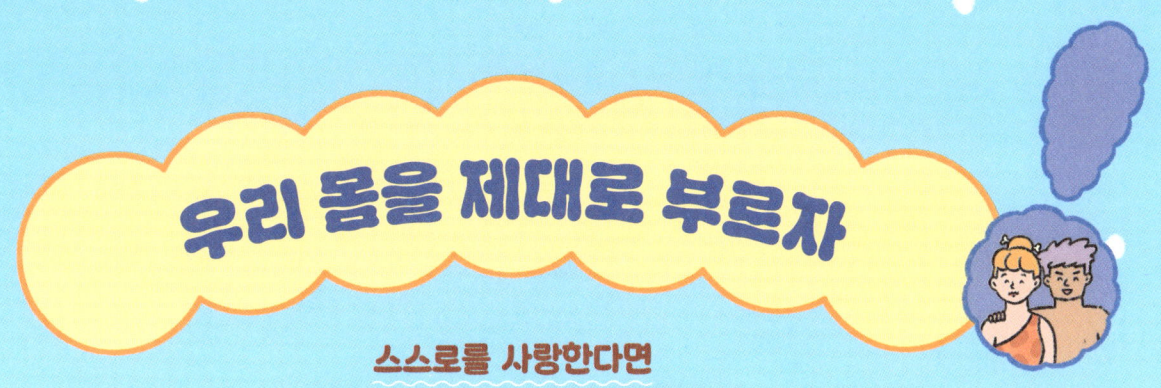

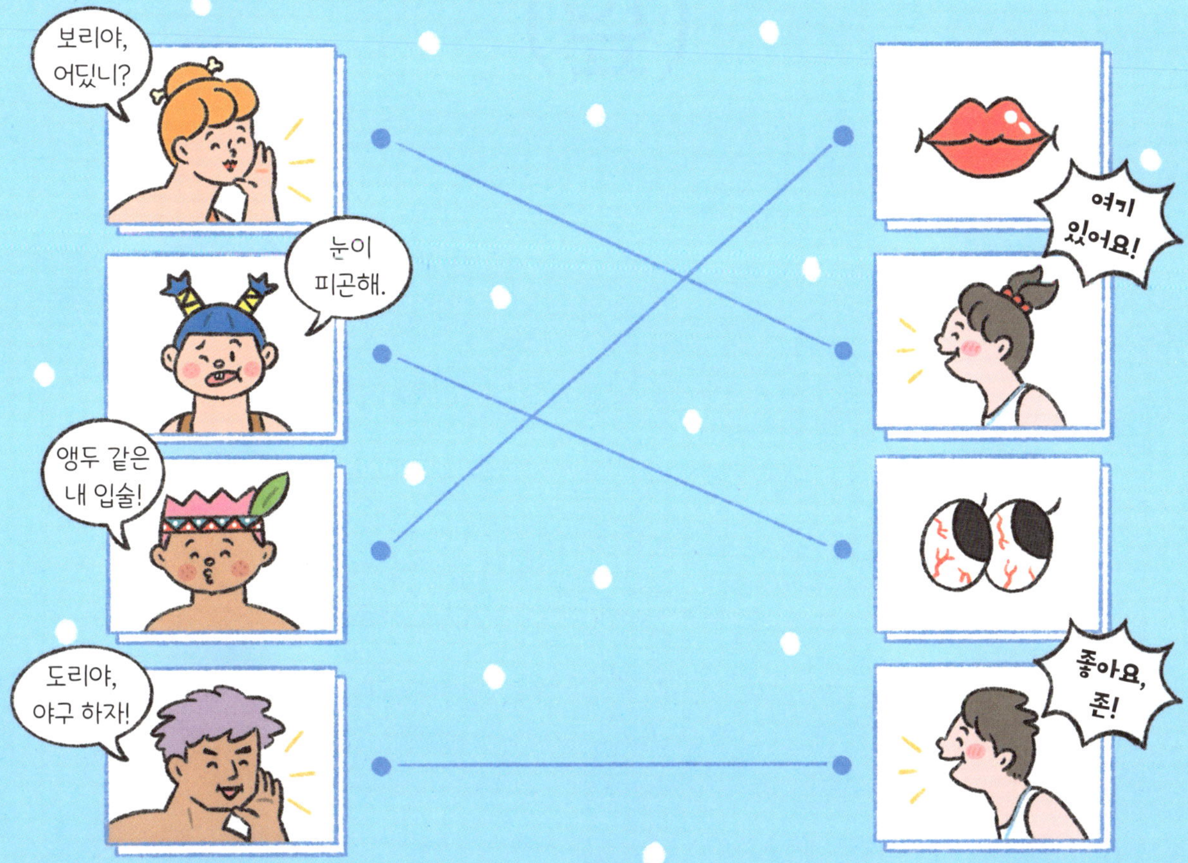

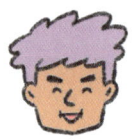 남자와 여자의 몸은 같은 부분도, 다른 부분도 있어. 그런데 속옷으로 가려지는 부위는 특히 다르지. 아무에게나 보여 줘서는 안 되는 개인적인 부분인 건 맞아. 그렇다고 이름까지 에둘러 말할 필요는 없겠지?

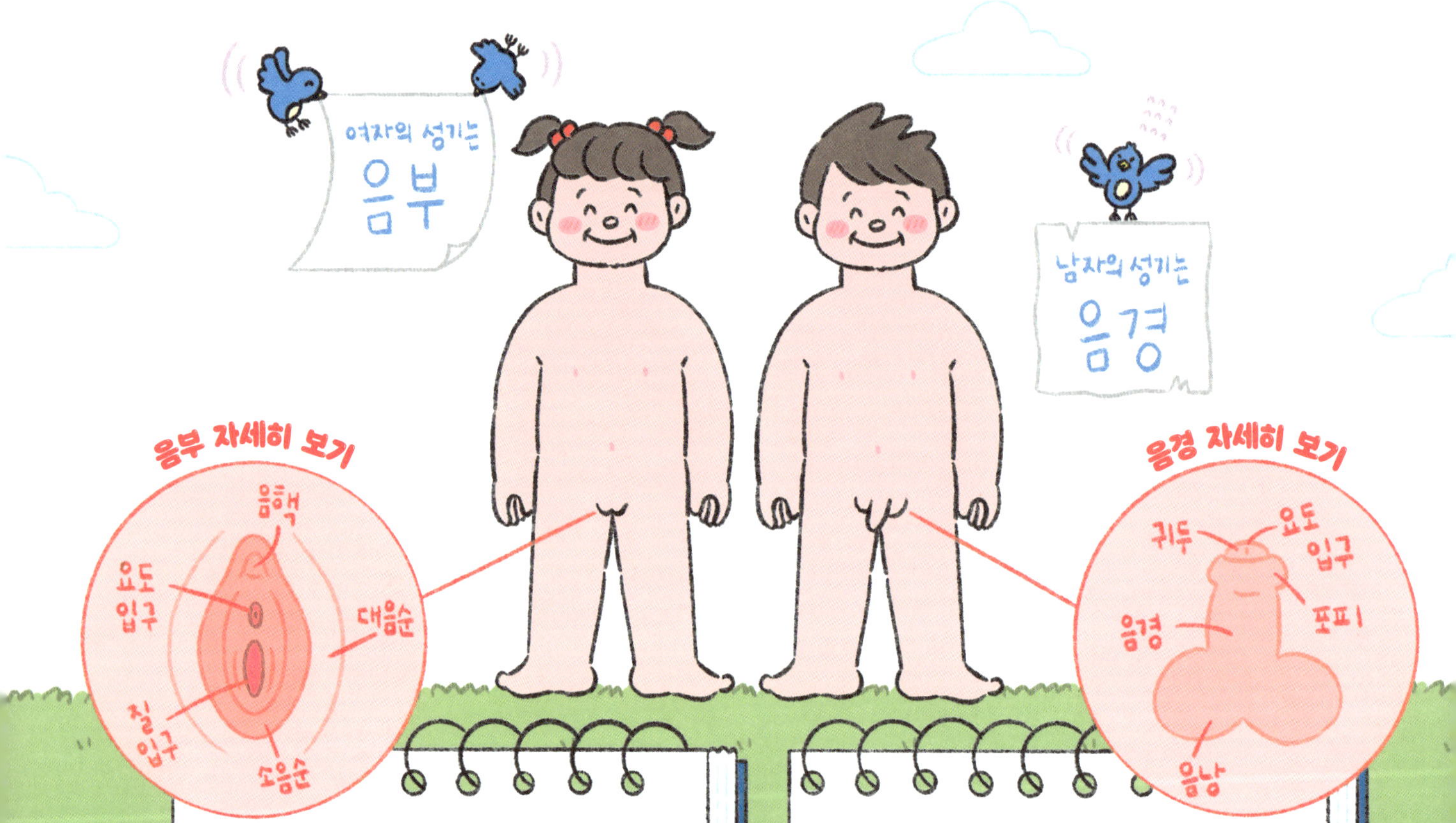

여자의 성기는 **음부**

남자의 성기는 **음경**

음부 자세히 보기: 음핵, 요도 입구, 대음순, 질 입구, 소음순

음경 자세히 보기: 귀두, 요도 입구, 음경, 포피, 음낭

음핵 : 감각을 느끼는 역할을 한다.
대음순 : 외부에서 오는 충격을 줄여 준다.
소음순 : 나쁜 물질의 침입을 막는다.
요도 입구 : 소변이 나오는 곳이다.
질 입구 : 자궁 경부와 이어지며 월경혈이 나오는 곳이다. 사랑을 나누고, 아기가 태어날 때 지나는 길이다.

귀두 : 감각을 느끼는 역할을 한다.
포피 : 귀두와 요도 입구를 보호한다.
요도 입구 : 소변이 나오는 곳이다.
음낭 : 정자를 만드는 기관인 고환을 감싼 주머니로, 정자를 건강하게 만들 수 있도록 알맞은 온도를 유지한다.

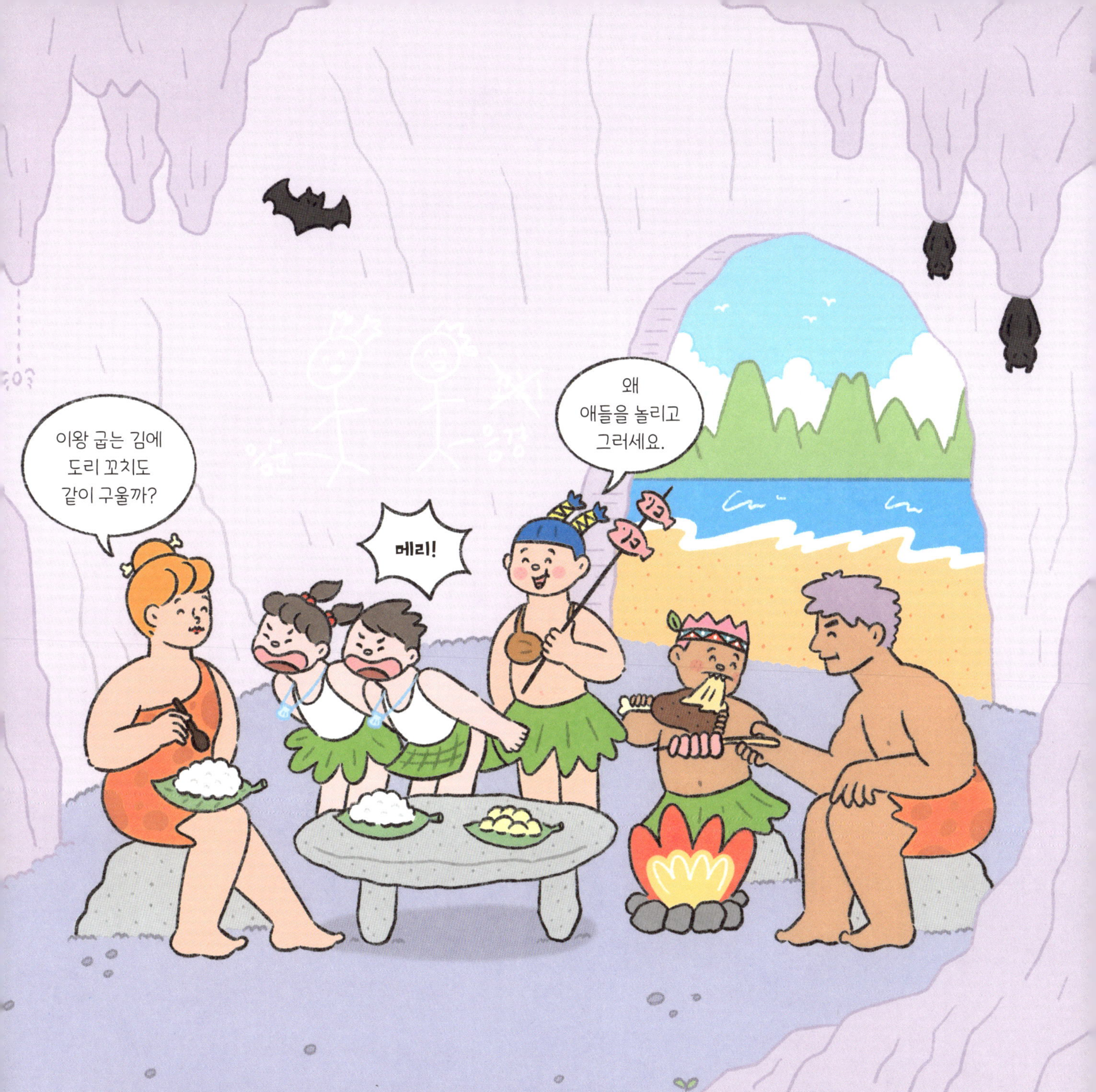

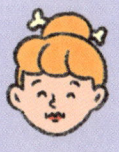 참, 음부와 음경은 생명을 만들어 내는 중요한 곳이야. 그게 무슨 뜻이냐고? 쉽게 말해 아기를 만드는 곳이라는 이야기야. 오늘은 새로운 정보를 많이 익혔으니 이 내용은 다음에 알려 줄게. 기대해도 좋아!

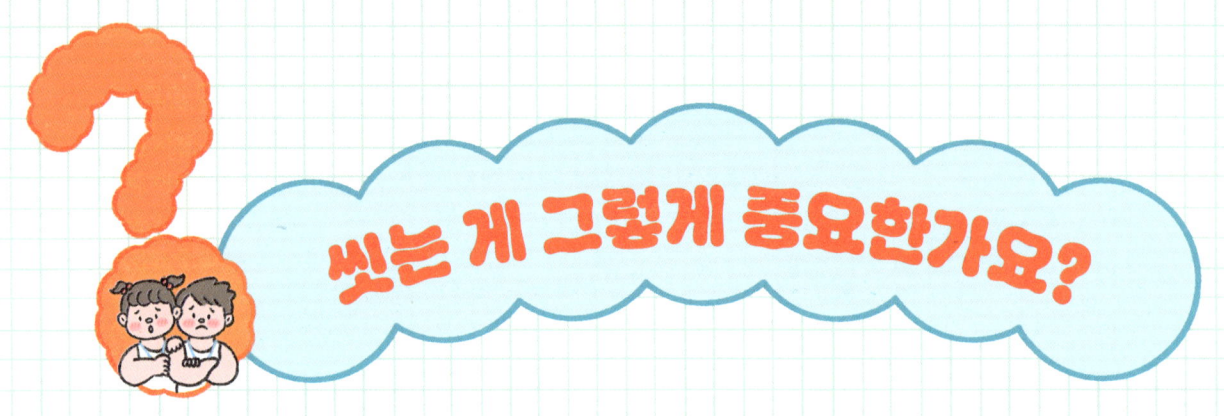

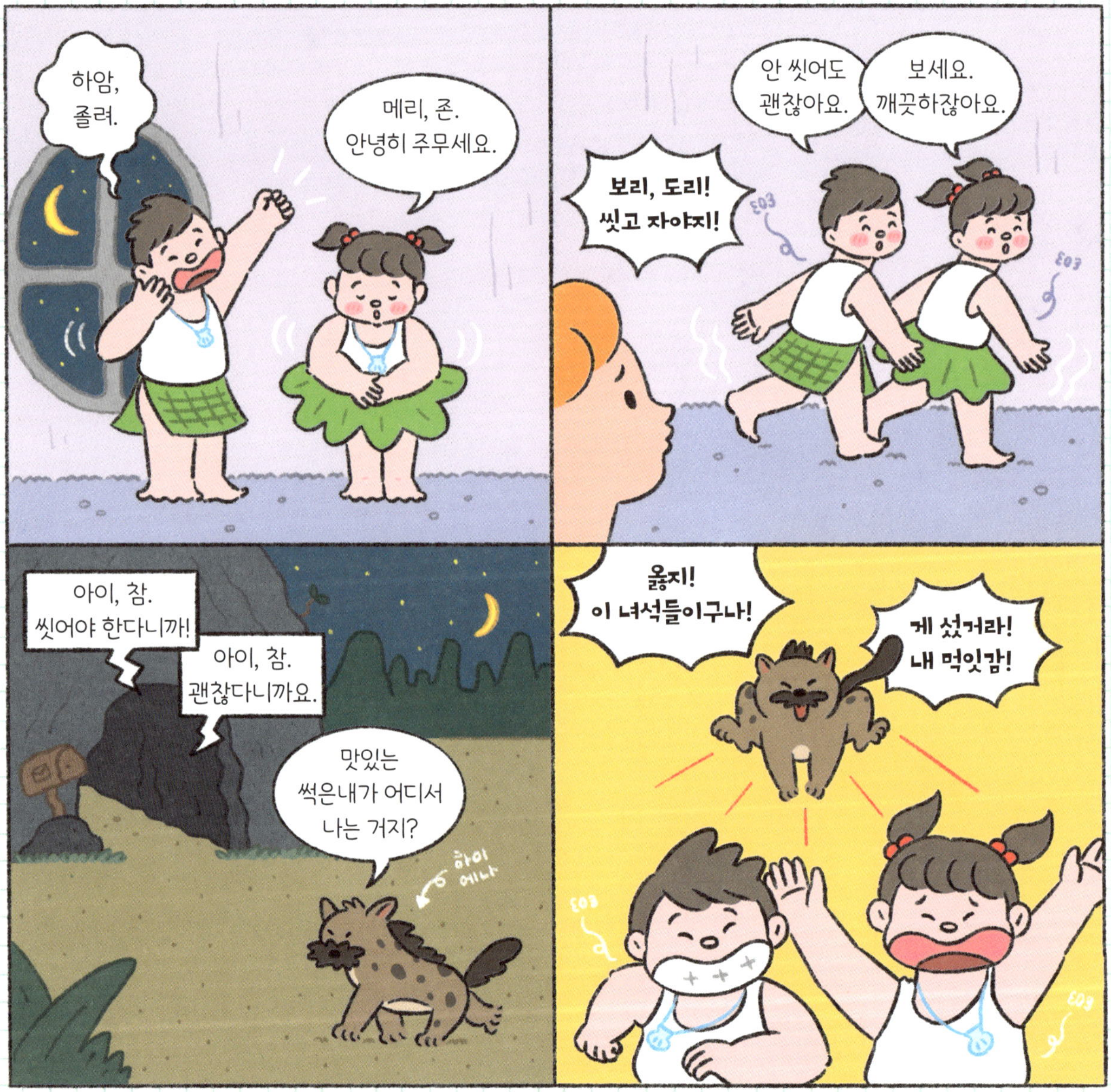

몸은 세상에 하나뿐이야

세상에서 가장 소중한 우리의 몸!
몸이 아프지 않도록 깨끗하게 돌봐야 해.

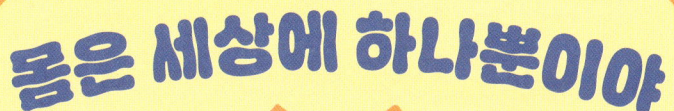

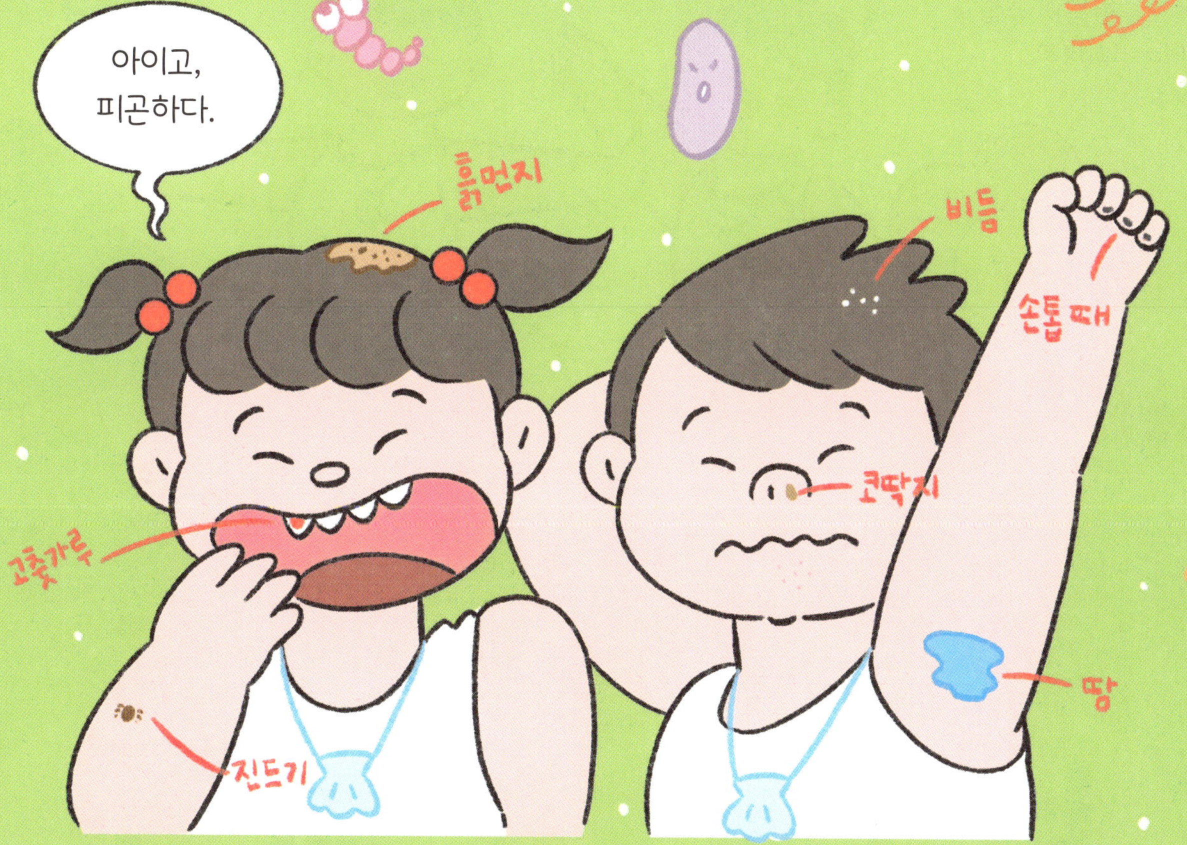

아이고, 피곤하다.

- 흙먼지
- 비듬
- 손톱 때
- 코딱지
- 고춧가루
- 땀
- 진드기

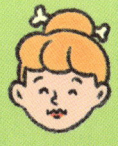 우리 가족은 하루에 한두 번은 몸을 씻는단다. 온종일 뛰어놀면서 땀을 흘리고 흙먼지도 뒤집어 썼으니까 말이야. 겉보기에는 깨끗해 보일지 몰라. 그렇지만 자세히 들여다보면 온갖 더러운 것들이 몸 여기저기에 달라붙어 있다는 사실, 알고 있니?

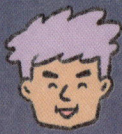 몸을 씻지 않으면 몸에서 고약한 냄새가 나는 건 물론이고 피부가 빨갛게 되거나 가려울 수도 있어. 심지어는 눈병에 걸리기도 하고 이가 썩을 수도 있지. 몸을 씻으며 이 모든 것을 예방하는 동시에, 내 몸을 구석구석 살피기 때문에 아프거나 다친 곳을 발견할 수도 있어.

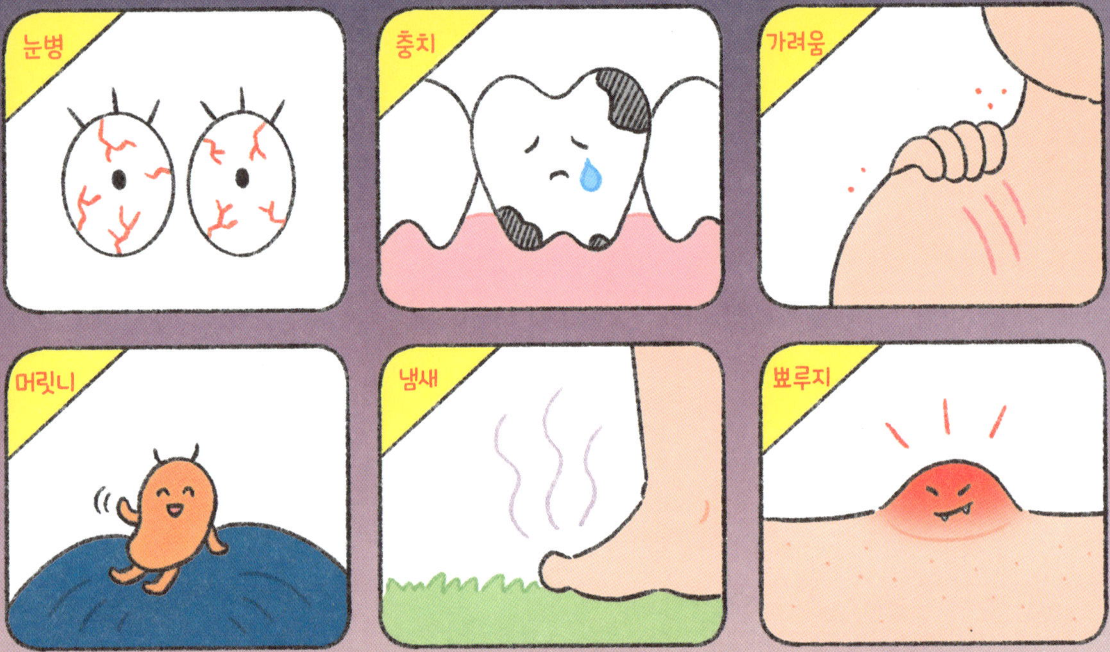

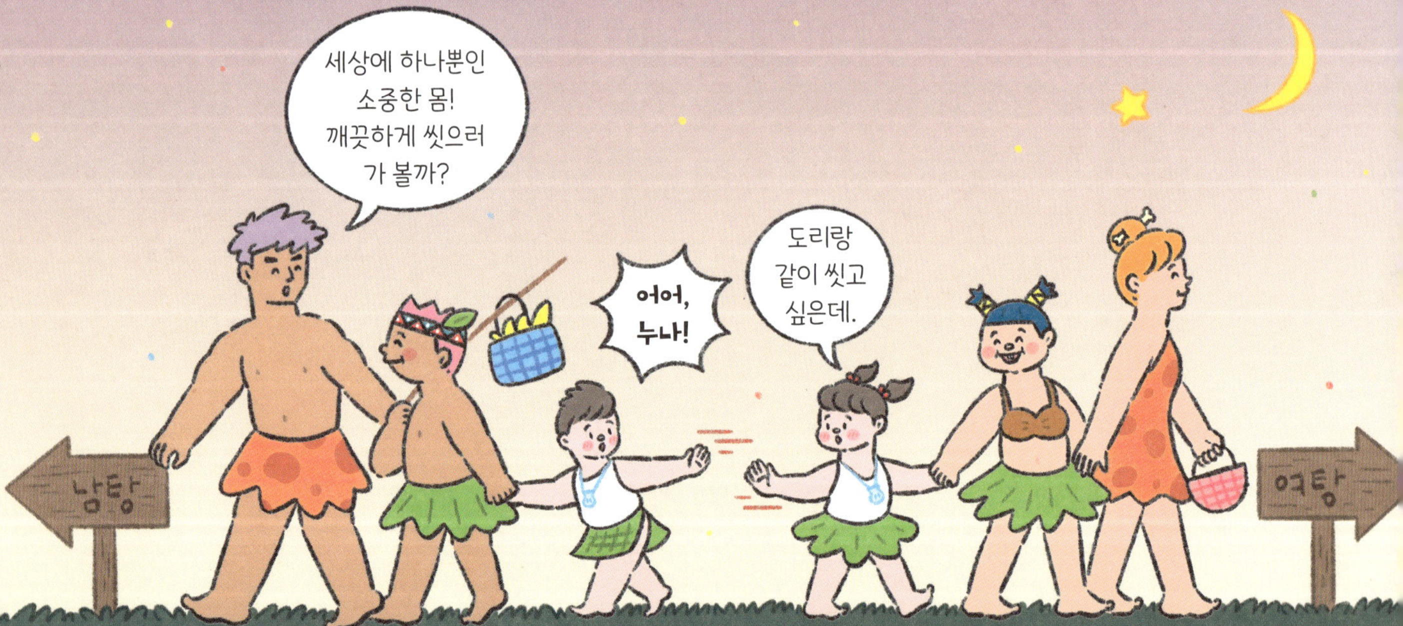

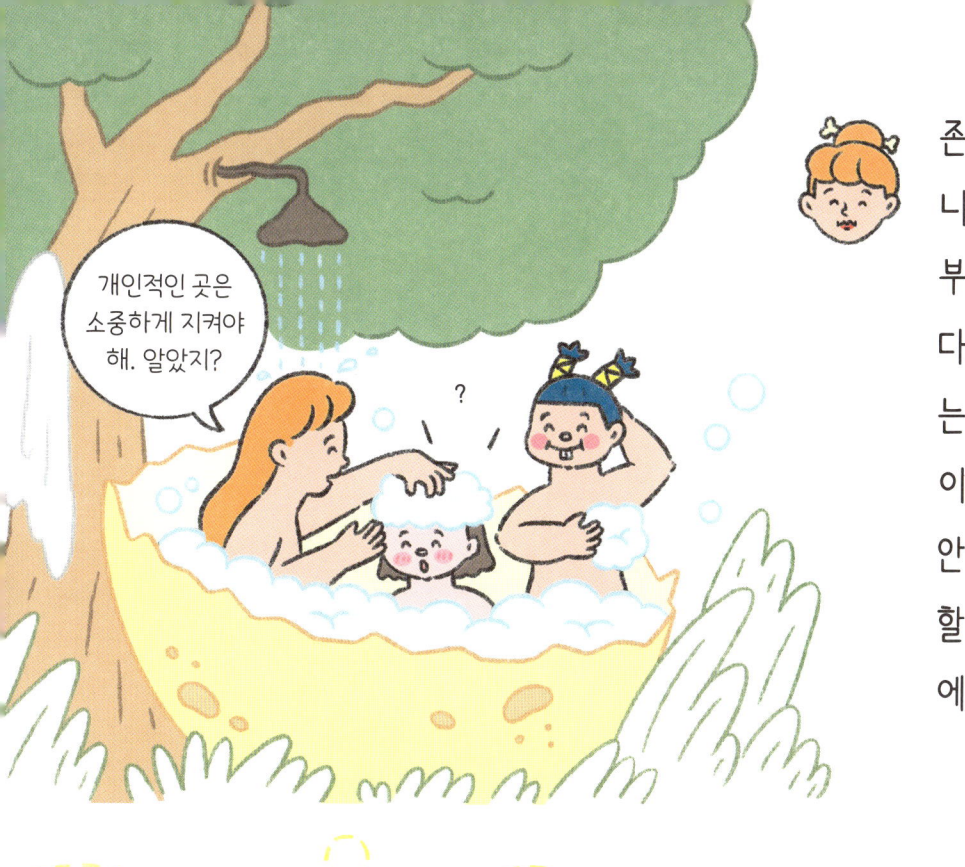

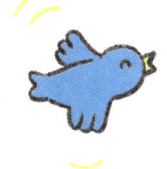 존이 했던 이야기, 기억하고 있니? 남자와 여자의 몸은 같은 부분도 있지만 다른 부분도 있다고, 속옷으로 가려지는 부위는 특히 다르다고 한 이야기 말이야. 아무에게나 보여 줘서는 안 되는 개인적인 곳인데 목욕할 때는 속옷을 벗어야 하니 눈에 띌 수밖에 없겠지?

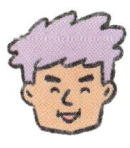 어렸을 때는 남자와 여자의 몸이 다르다는 사실이 크게 와닿지 않을 수 있어. 그래서 같이 씻는 일이 자연스럽게 느껴지지. 하지만 몸이 자라고 마음도 자라면 따로 씻는 게 더 자연스럽게 느껴질 거야. 따로따로 씻는 일에 익숙해질 수 있도록 지금부터 천천히 연습해 보자.

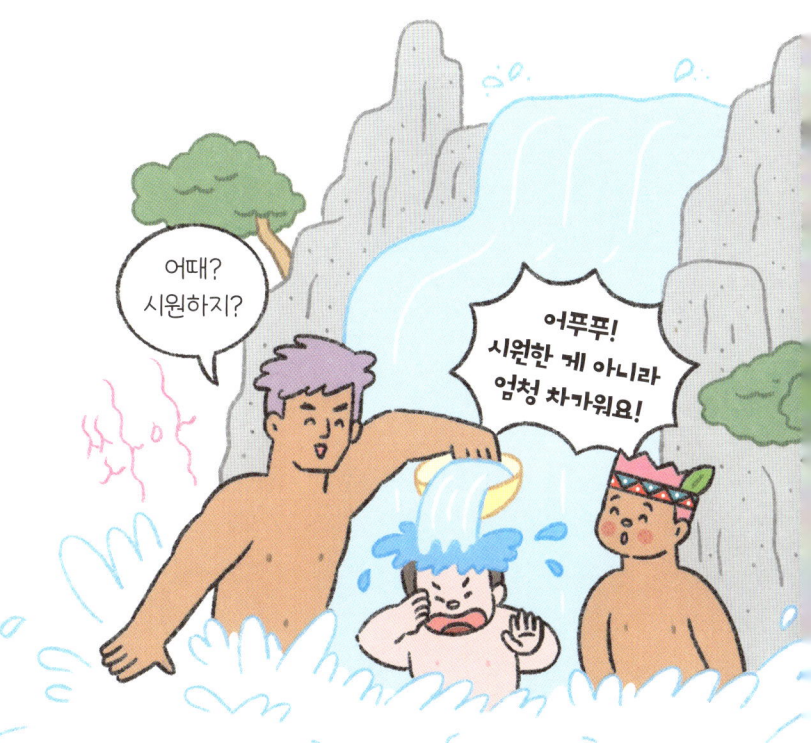

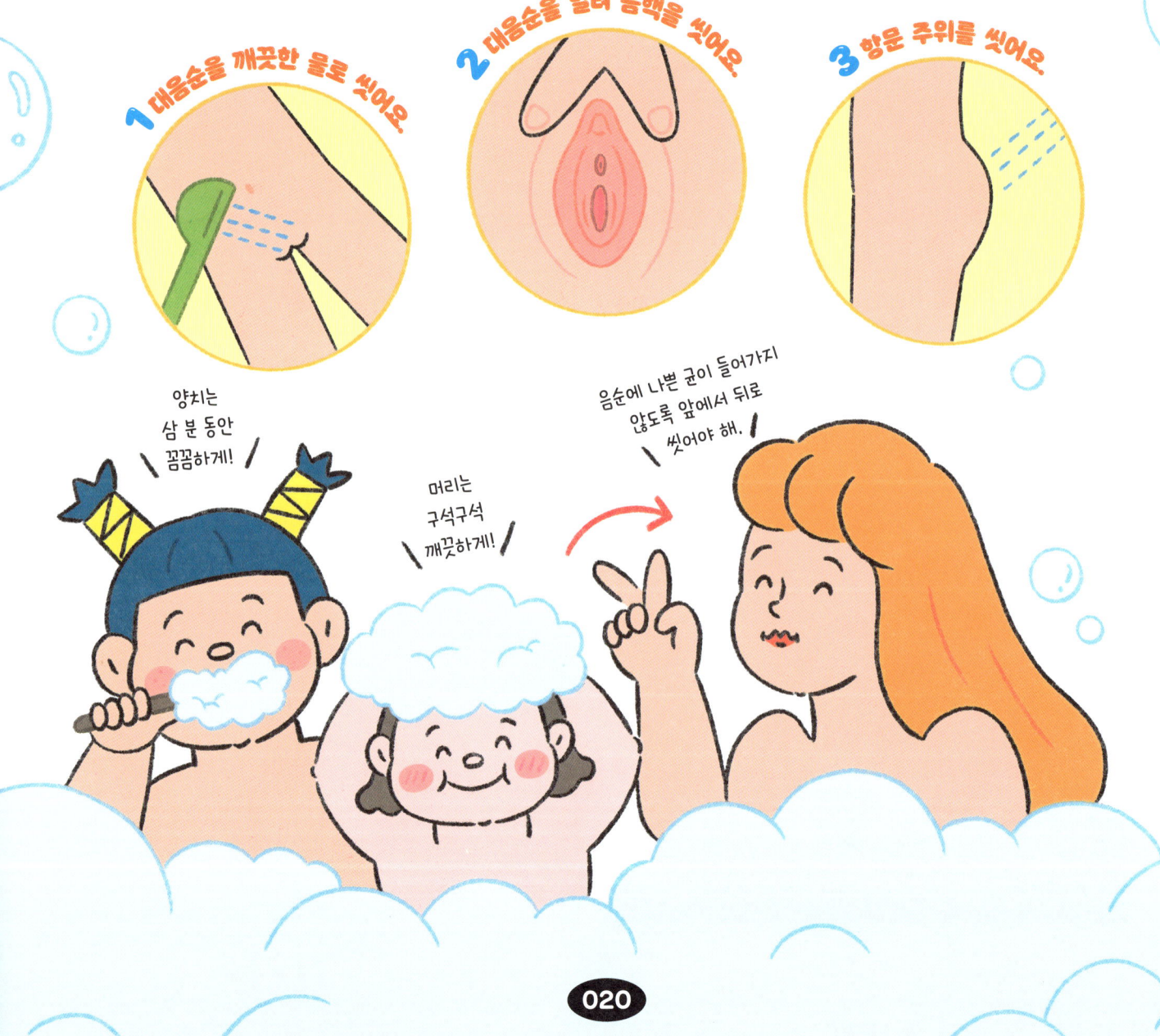

씻는 건 내 몸을 사랑하는 일이야

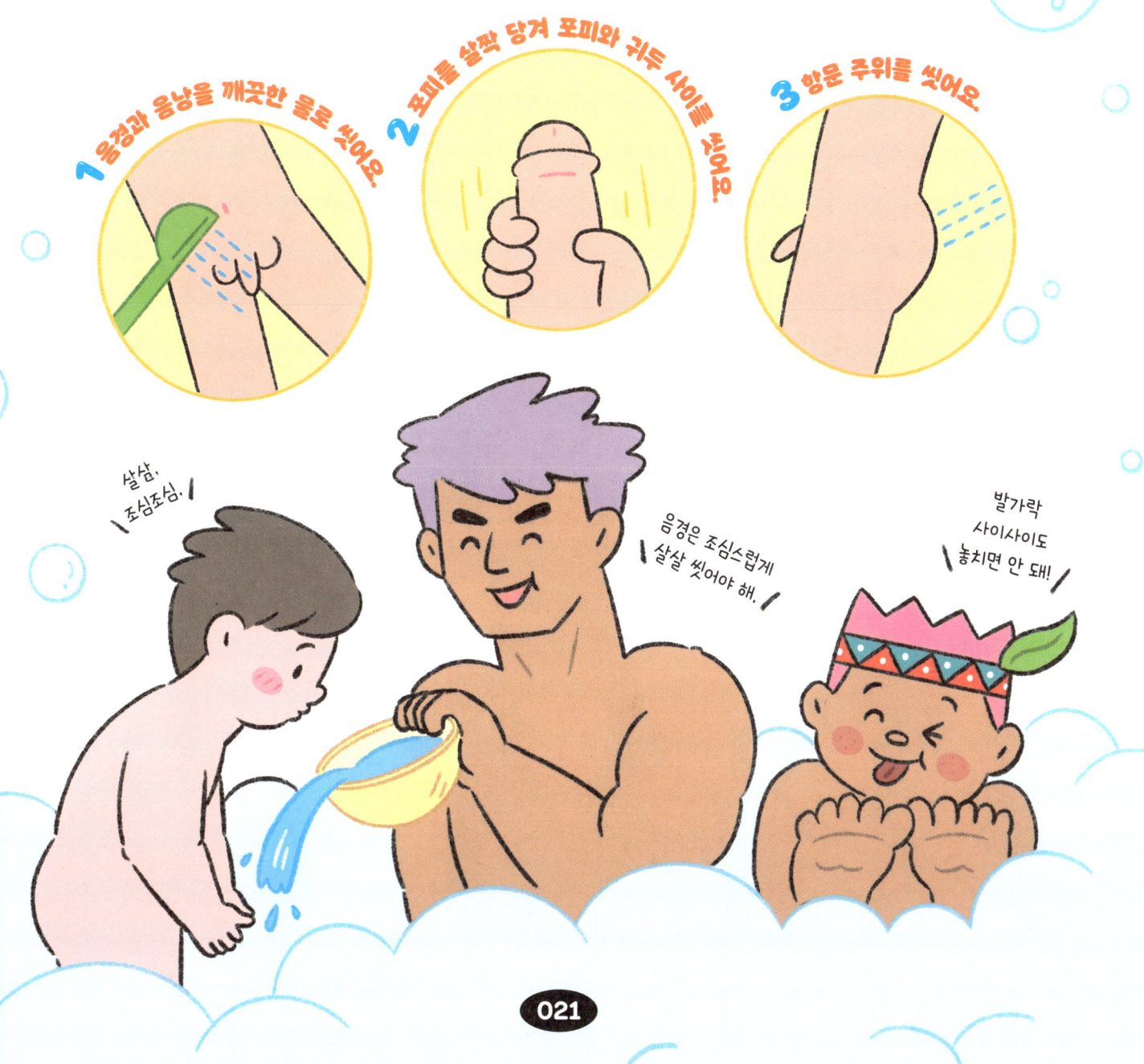

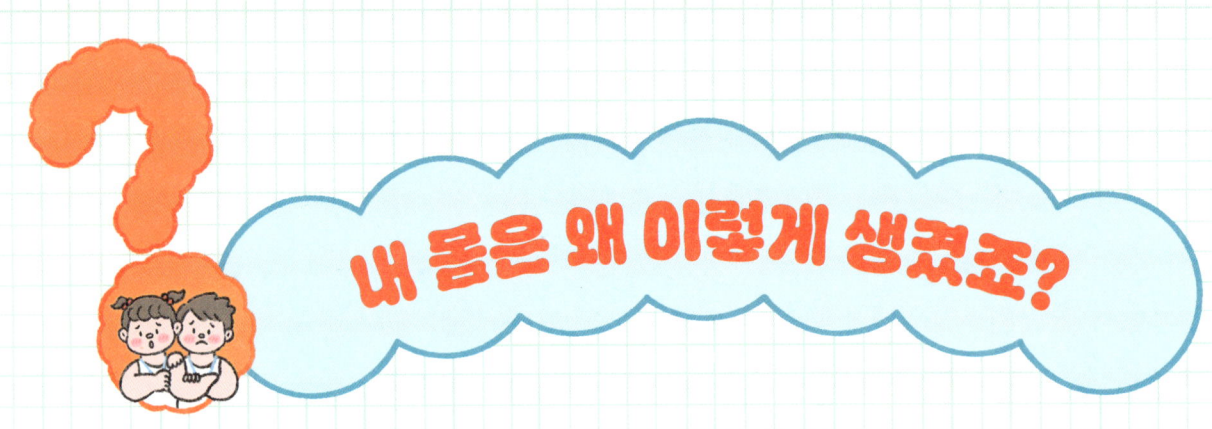

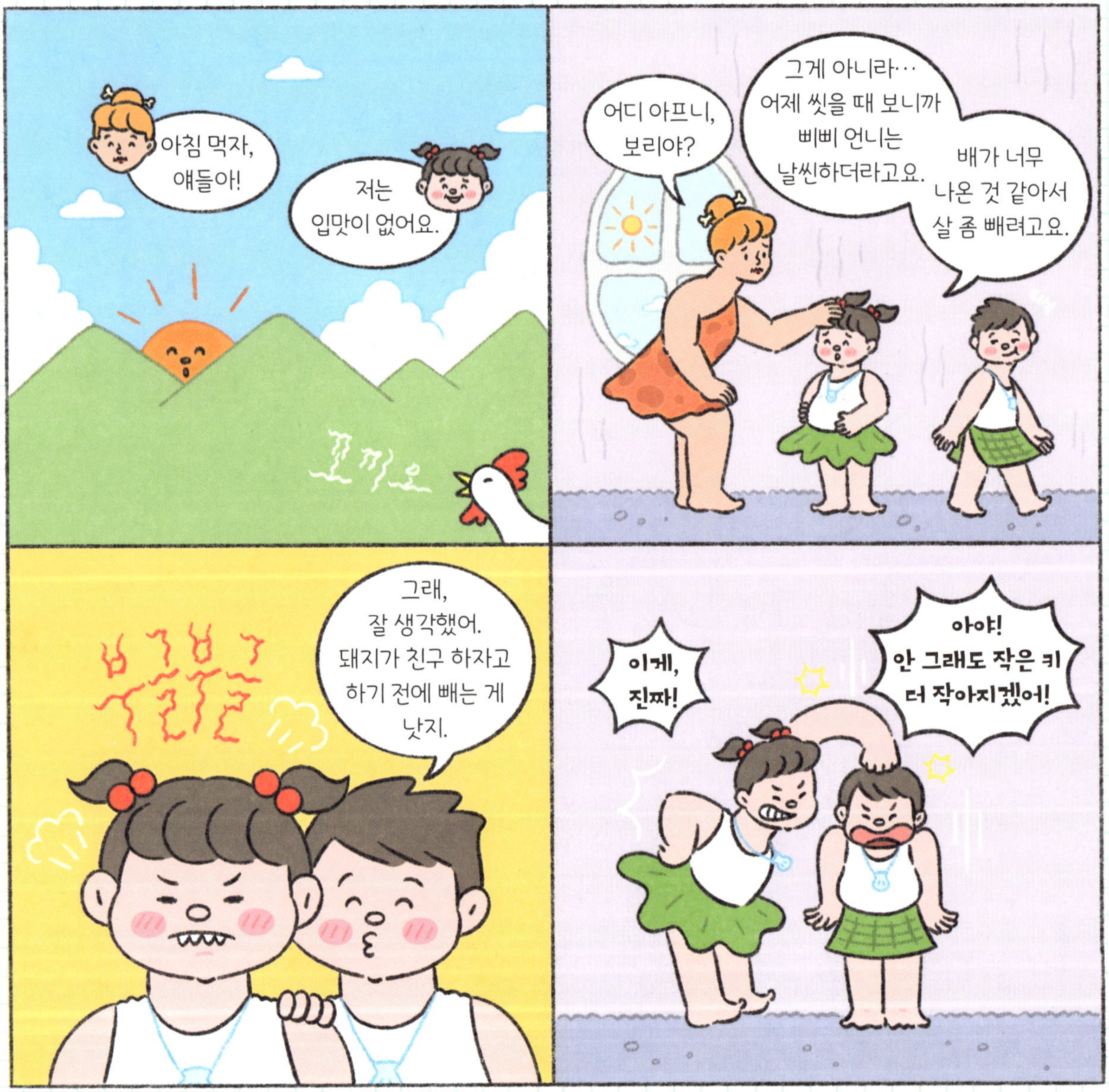

모두의 몸은 다르게 생겼어

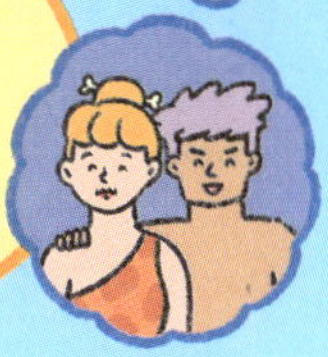

이 세상에 똑같은 몸은 없어.
저마다의 개성이 있는 몸, 모두모두 멋지고 아름다워.

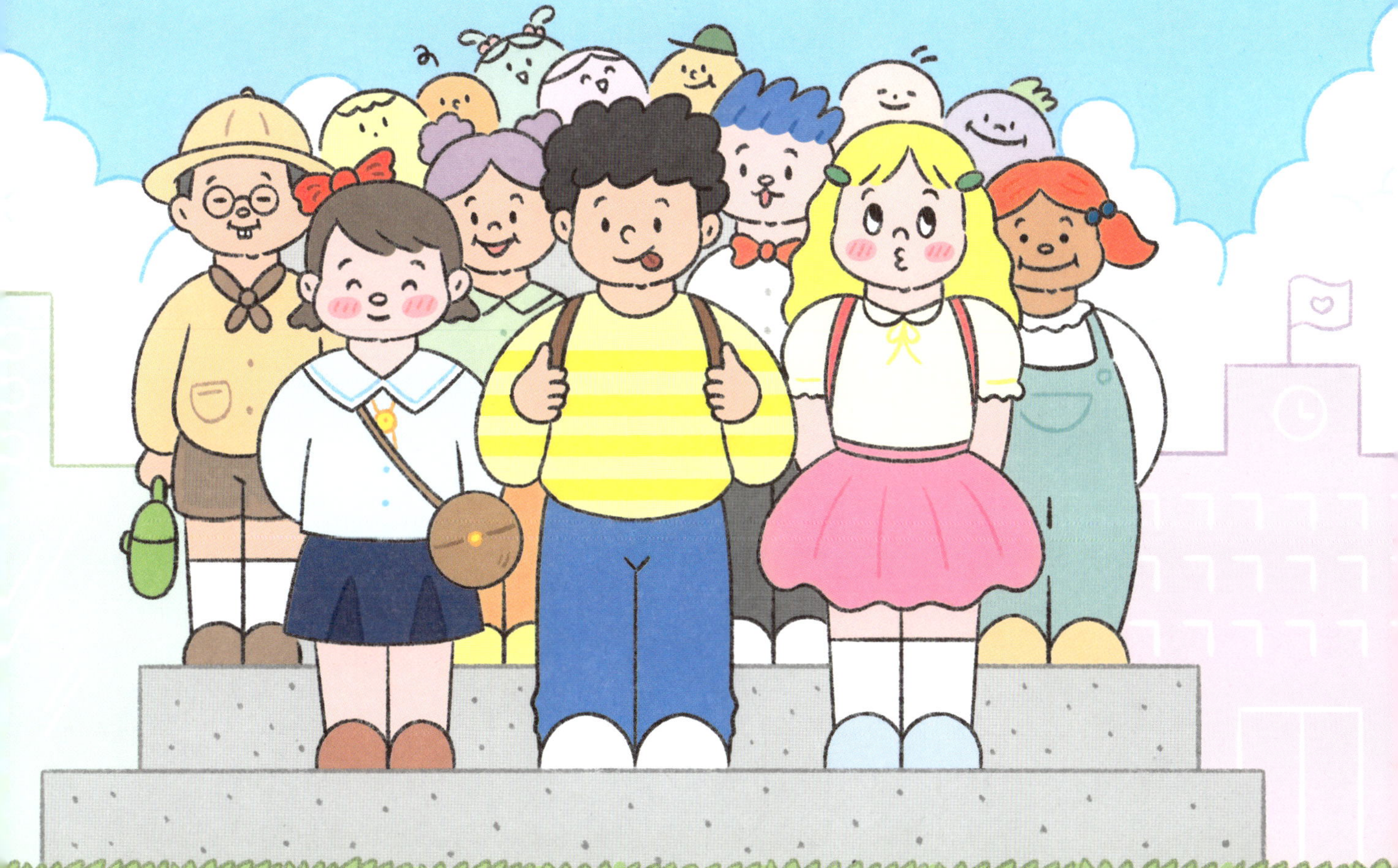

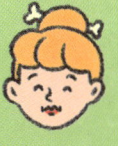 같은 반 친구들의 모습을 떠올려 보렴. 키가 큰 친구도 있고 작은 친구도 있을 거야. 머리카락이 고불고불한 친구도 있고, 다리미로 쭉 편 것처럼 생머리인 친구도 있지. 어떤 친구는 눈이 동그랗기도 하고, 또 어떤 친구는 가느다랗기도 해.

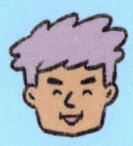 사람마다 생김새가 다른 이유는 무엇일까? 그건 각자의 엄마와 아빠를 닮았기 때문이야. 부모님의 특징이 섞이다 보면 개성 있는 모습이 만들어지거든. 그러니까 지금 우리의 모습은, 오래전부터 전해져 내려온 우리 가족의 역사야. 역사가 담긴 너희 몸이 자랑스럽지 않니?

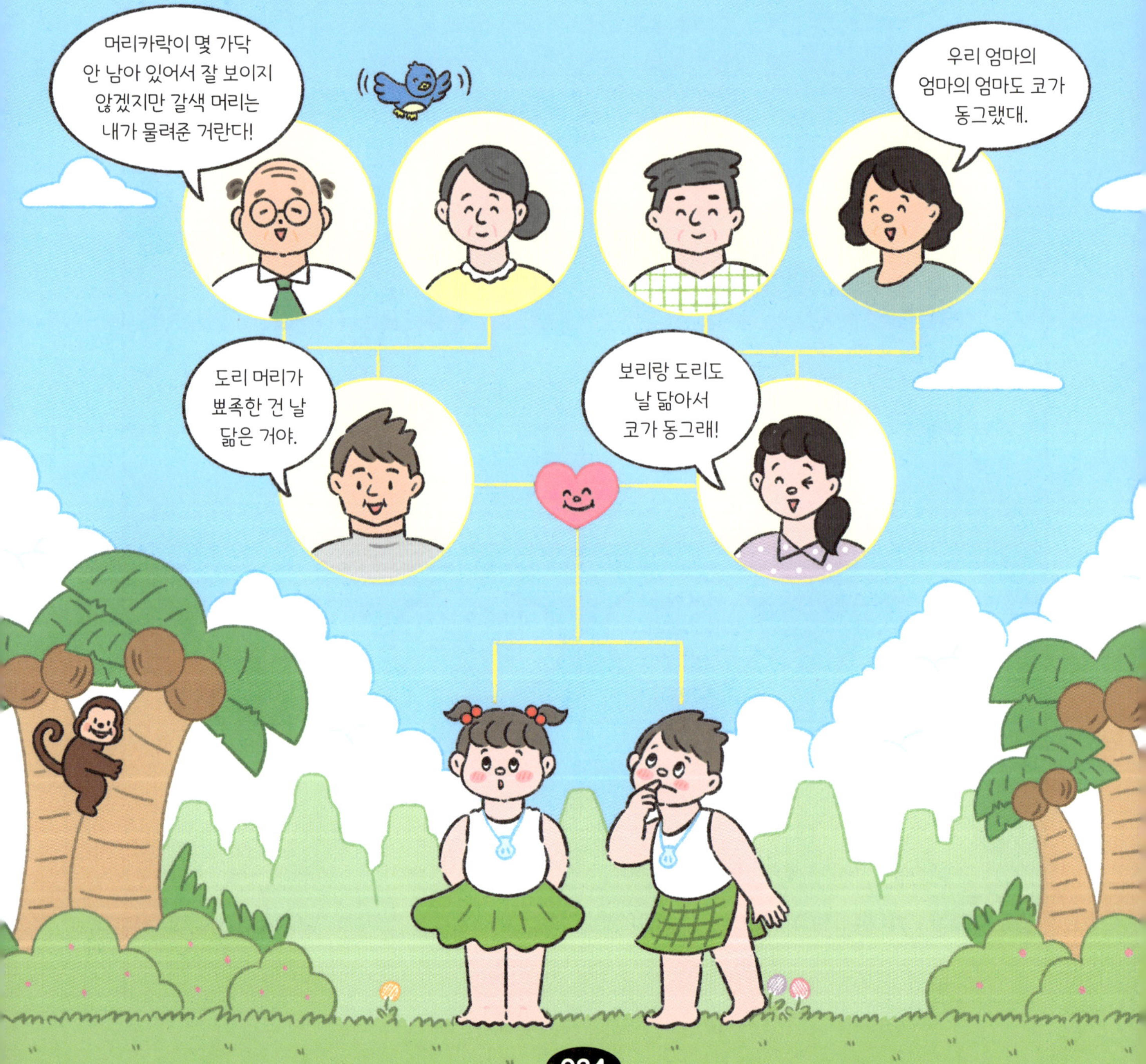

머리카락이 몇 가닥 안 남아 있어서 잘 보이지 않겠지만 갈색 머리는 내가 물려준 거란다!

우리 엄마의 엄마의 엄마도 코가 동그랬대.

도리 머리가 뾰족한 건 날 닮은 거야.

보리랑 도리도 날 닮아서 코가 동그래!

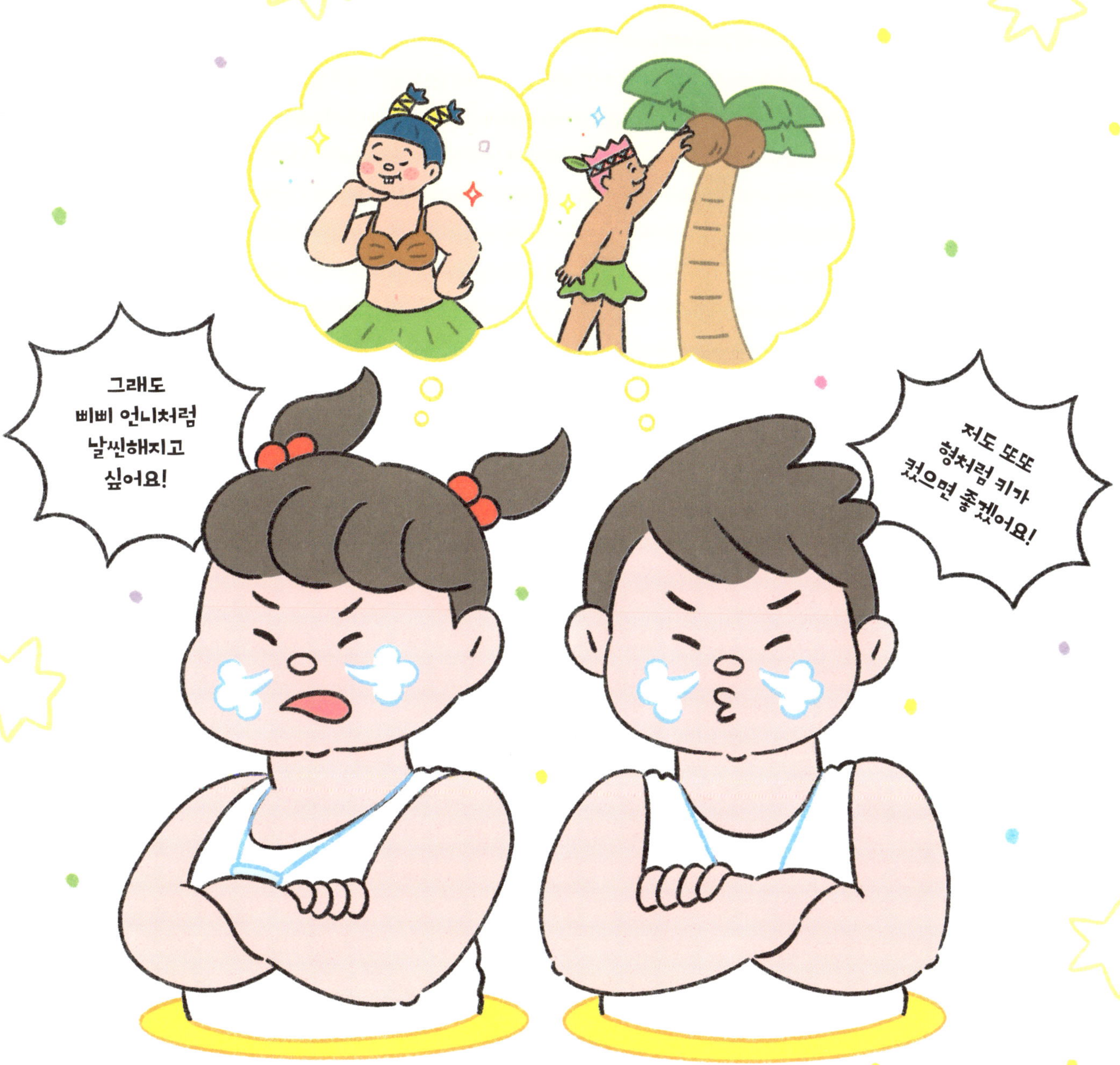

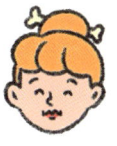 너희는 한창 자라나는 나이야. 아기 때와 지금의 모습이 많이 달라진 것처럼, 지금의 모습과 앞으로의 모습도 달라질 거야. 멋지게 성장하려면 몸이 건강하게 쑥쑥 자라날 수 있도록 관심을 기울여야 해. 방법을 알려 줄 테니 하나씩 실천해 볼래?

내 몸에 관심을 기울이는 방법

1 생각날 때마다 입꼬리를 올려 웃어 본다!

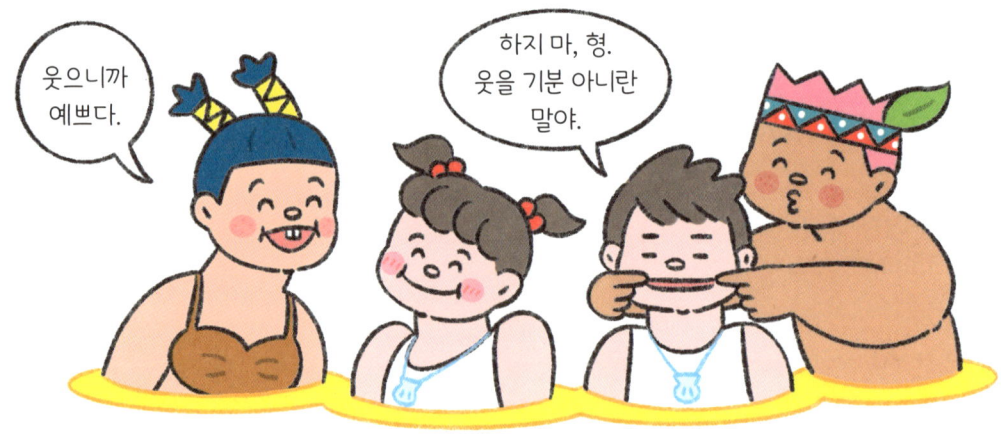

2 잘 먹고, 잘 자고, 잘 씻으며 몸을 돌본다!

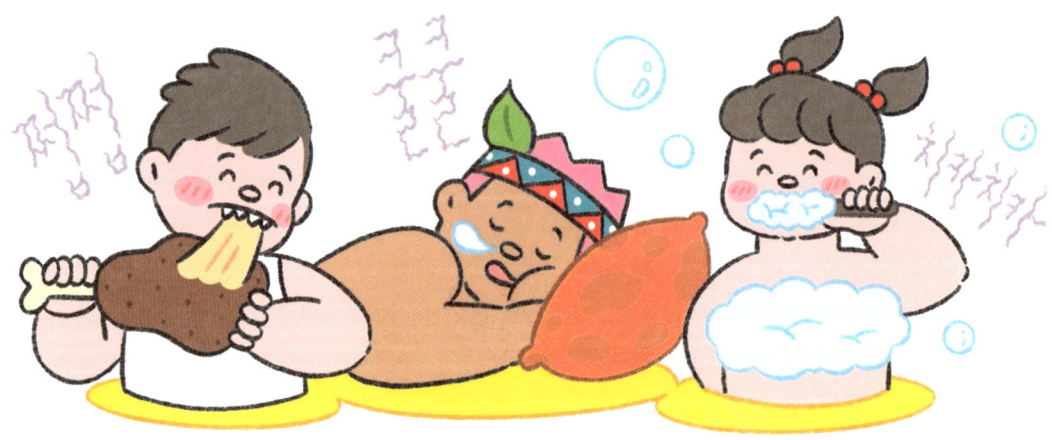

③ 내 몸에 대해 긍정적으로 이야기한다!

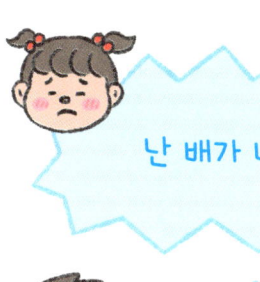 난 배가 나왔어. → 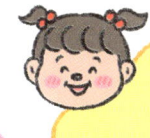 내 배는 말랑한 쿠션 같아서 우리 집 고양이가 좋아해.

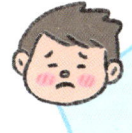 난 키가 너무 작아. → 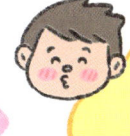 난 몸집이 작아서 재빠르게 움직일 수 있어.

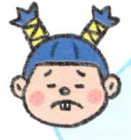 난 주근깨가 많아. → 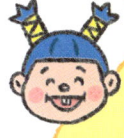 내 얼굴에는 반짝이는 별들이 살고 있어.

 난 피부가 까매. →  햇살을 많이 받은 내 피부가 건강해 보이지?

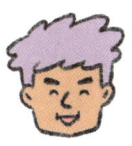 세상에 완벽한 몸은 없어. 그러니까 다른 사람의 몸과 너희의 몸을 비교하며 주눅 들 필요 없단다. 다르다는 건 이상한 게 아니라 특별한 거야. 너의 몸은 세상에 단 하나뿐인 걸작이라는 사실을 잊으면 안 돼!

저마다의 개성 있는 몸

아기일 때는 누구나 작고 귀여워요. 그러다 자라면서, 사람마다 서로 다른 모습이 분명히 드러나지요. 어떤 친구는 눈이 작고, 어떤 친구는 통통하고, 또 다른 친구는 키가 작기도 해요. 텔레비전 속 연예인들은 쌍꺼풀이 진한 눈에 다리도 길고 날씬해 보이는데 우리는 왜 그 사람들과 다르게 생긴 걸까요? 그건 사람마다 각자 다른 특별함을 가지고 있기 때문이랍니다. 이걸 '개성'이라고 불러요.

개성은 아름다운 거예요. 다양한 생김새의 사람이 모여 세상을 풍요롭게 만들어 가니까요. 그런데 안타깝게도, 개성의 아름다움을 잘 모르는 사람이 많답니다. 연예인의 외모를 부러워하며 무리하게 살을 빼거나 성형 수술을 하기도 하지요. 그 결과, 겉보기에 멋져 보일 수는 있겠지만 나만의 특별함은 잃어버리게 된답니다. 건강 또한 잃어버릴 수도 있고요.

내가 지닌 개성은 무엇일까? 곰곰이 생각해 보세요. 토끼처럼 귀여운 앞니일 수도 있고, 곱슬곱슬 물결치는 머리카락일 수도 있어요. 만일, 여태껏 그 점을 부끄럽게 여겨 왔다면 생각을 조금만 바꿔 보세요. 알고 보니 세상에 하나뿐인 특별한 모습이었다고 말이에요. 내 몸을 자랑스럽게 여기고 있는 그대로 받아들일 때, 여러분의 모습은 더욱 밝게 빛날 거예요.

 내 몸을 소중하게 다루는 방법

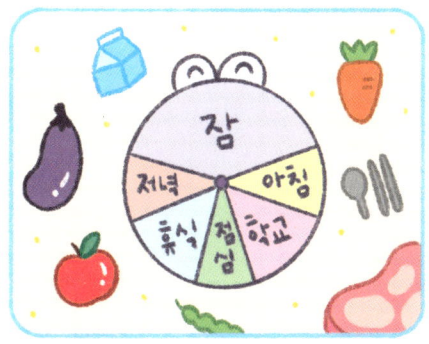

1. 몸에 좋은 음식 먹기

연예인처럼 마른 몸을 부러워하며 밥을 먹지 않는 친구들이 있어요. 심지어는 살이 빠지는 약을 먹는 친구들도 있지요. 하지만 이렇게 하면 몸이 약해지고 아플 수 있어요. 심하면 몸이 음식을 거부하는 병인 '거식증'에 걸릴 수도 있지요. 튼튼하게 자라려면 몸에 좋은 음식을 규칙적으로 먹어야 해요.

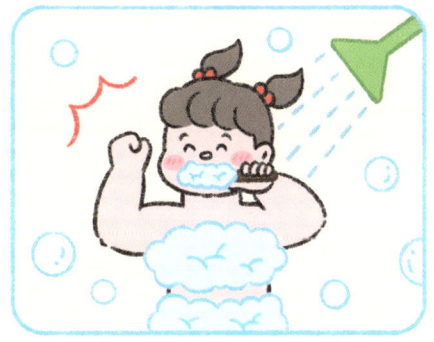

2. 깨끗하게 씻고 관리하기

샤워하는 게 귀찮다고 생각한 적 있나요? 하지만 내 몸을 자세히 살피기 위한 일이라고 생각한다면 샤워하는 시간을 기다리게 될지도 몰라요. 양치를 하다 보면 이가 썩었는지 알 수 있고, 몸을 씻다 보면 상처가 나지는 않았는지 알게 되지요. 매일매일 스스로의 몸을 돌보다 보면 자연스럽게 건강해진답니다.

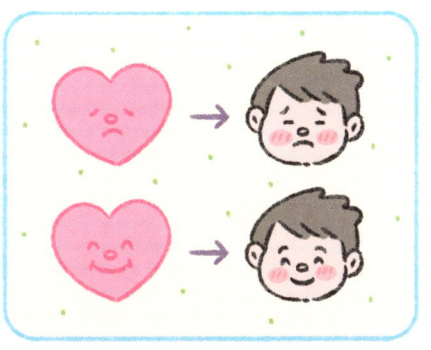

3. 마음을 예쁘게 가꾸기

슬프면 얼굴이 어둡고 행복하면 미소가 가득해요. 얼굴은 마음을 비추는 거울이에요. 마음을 즐겁게 하려면 어떻게 해야 할까요? 책을 읽으며 상상의 나래를 펼치거나, 친구들과 신나게 뛰어놀거나, 그림을 그릴 수도 있어요. 이렇게 다양한 경험을 쌓으면 즐거움이 얼굴에 드러나 밝은 모습을 만들어 준답니다.

2
사춘기, 몸이 보내는 신호

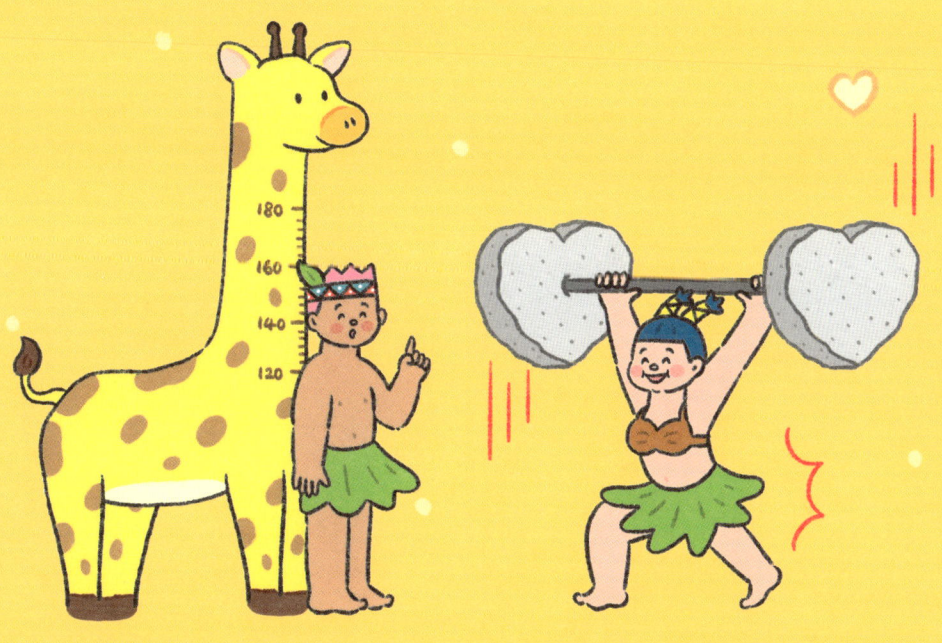

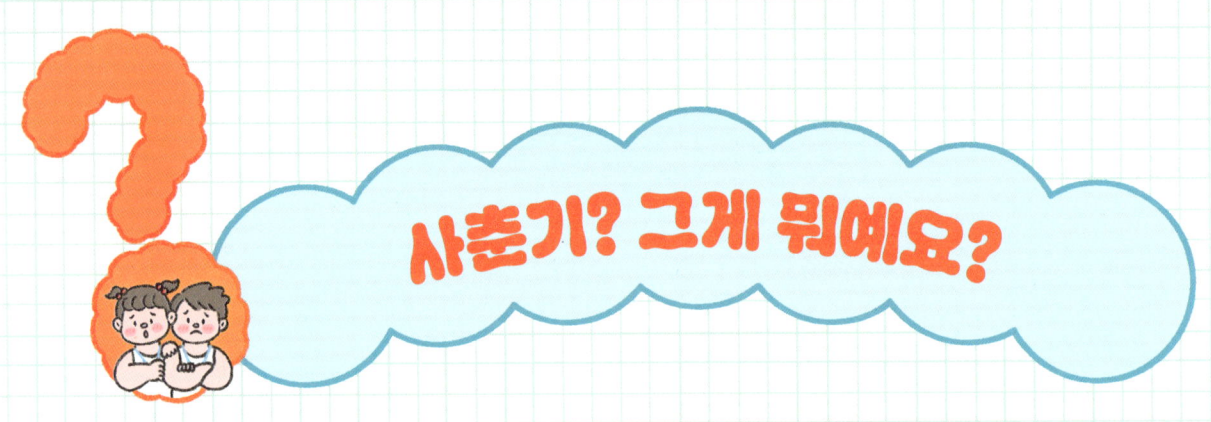

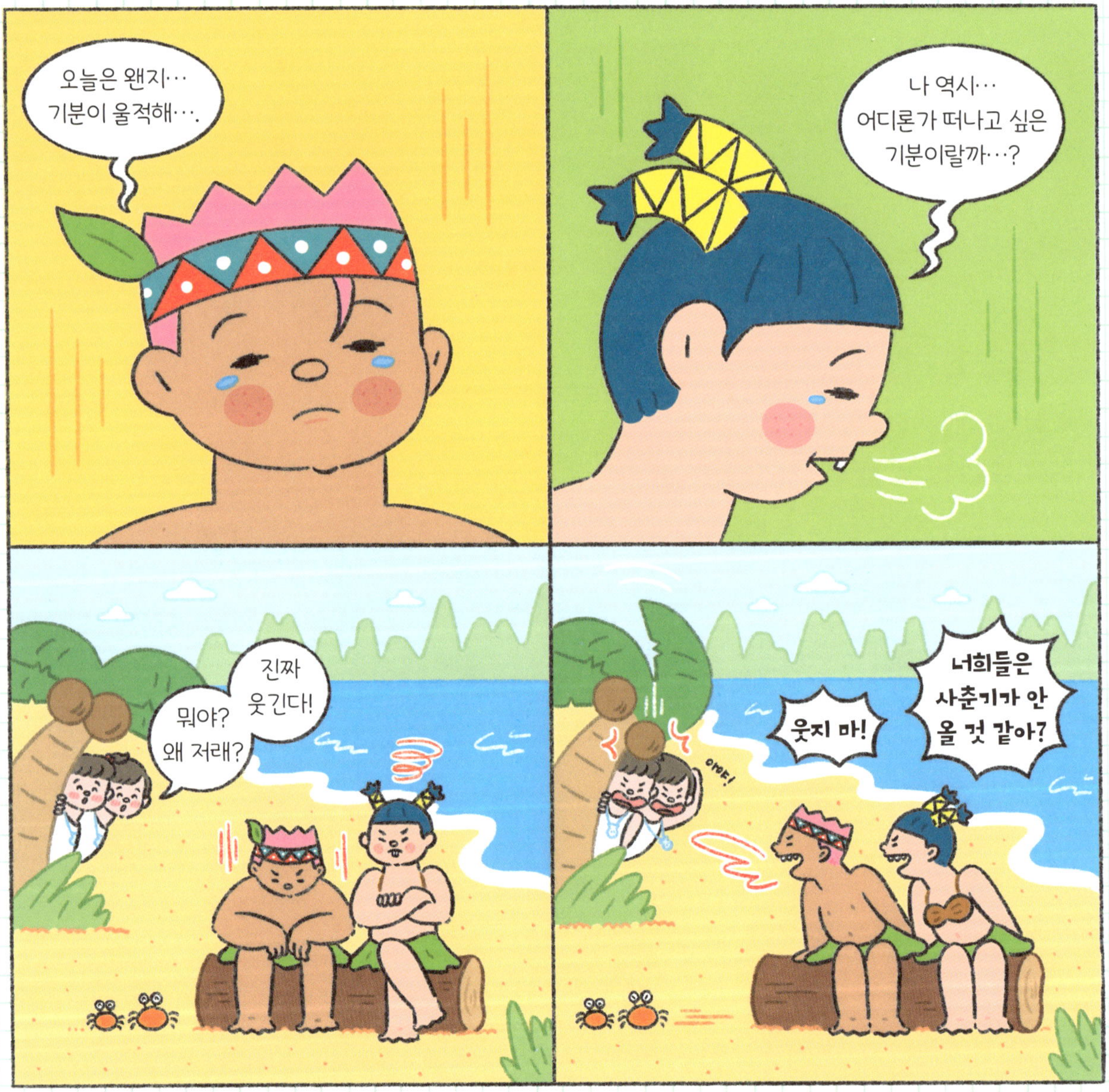

어른이 되어 가는 과정이야

사춘기가 오면 몸과 마음에 많은 변화가 일어나.
그건 어른이 되어 간다는 멋진 신호야.

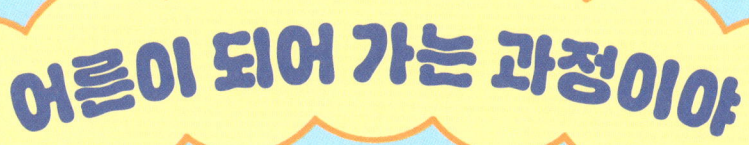

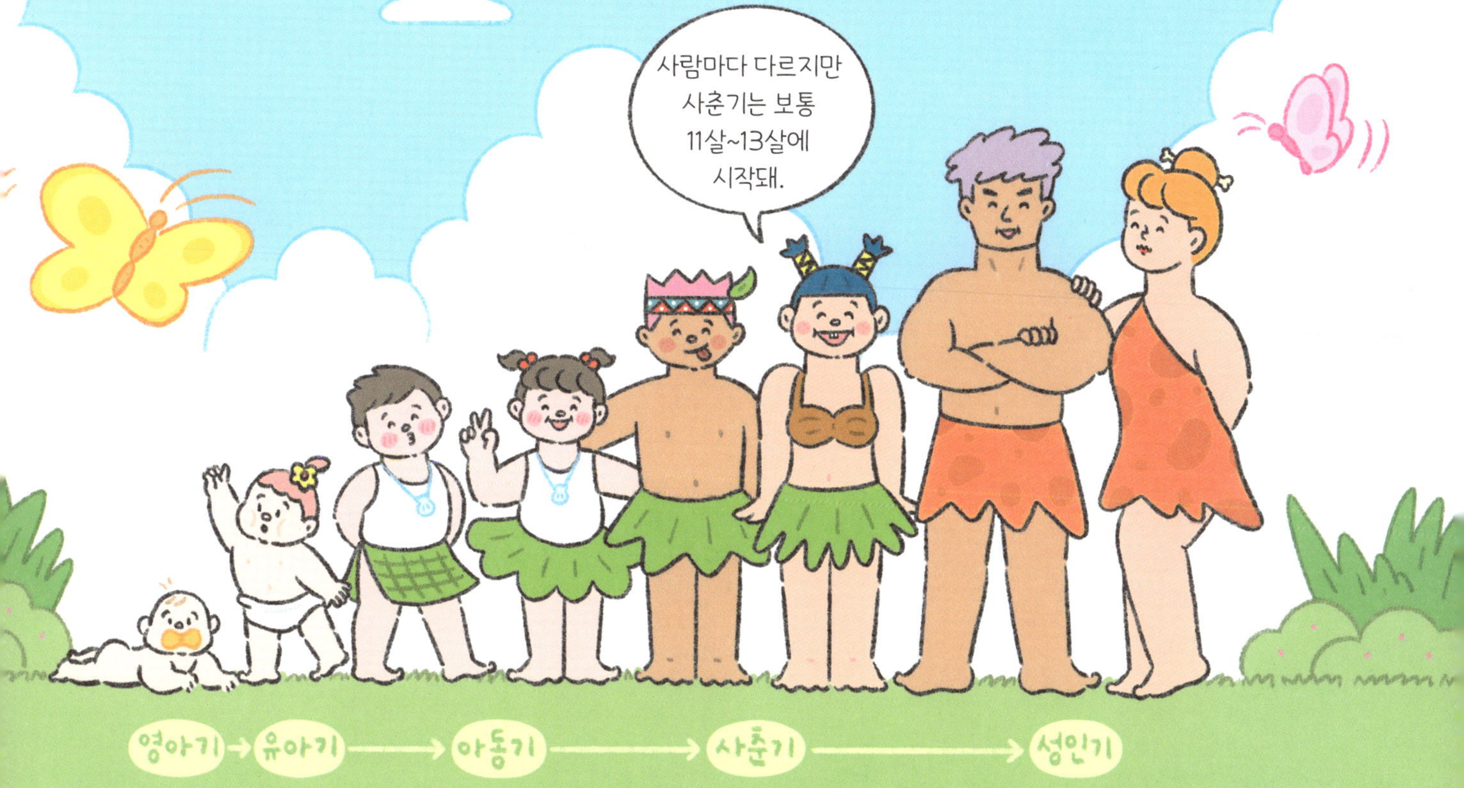

사람마다 다르지만 사춘기는 보통 11살~13살에 시작돼.

영아기 → 유아기 → 아동기 → 사춘기 → 성인기

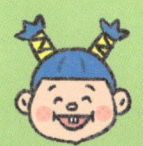

화내서 미안! 요즘 들어 감정 조절이 잘 안 돼. 그건 아마, 또또와 내가 사춘기를 겪고 있기 때문일 거야. 사춘기는 어른이 되기 위해 몸과 마음이 변하는 시기를 뜻하는 말이야. 애벌레가 번데기를 거쳐 나비가 되는 것처럼, 아이가 어른이 되기 전 꼭 거쳐야 하는 시기라고 할 수 있지.

 사춘기가 되면, 우리 몸의 사령관인 뇌가 이런 명령을 내려. "자, 이제 어른이 될 준비를 하자!" 뇌의 명령을 받은 몸속 기관들은 '성호르몬'이라는 특별한 물질을 만들어 내기 시작하지. 이 성호르몬들이 온몸을 돌아다니며 몸과 마음에 여러가지 변화를 일으키는 거야.

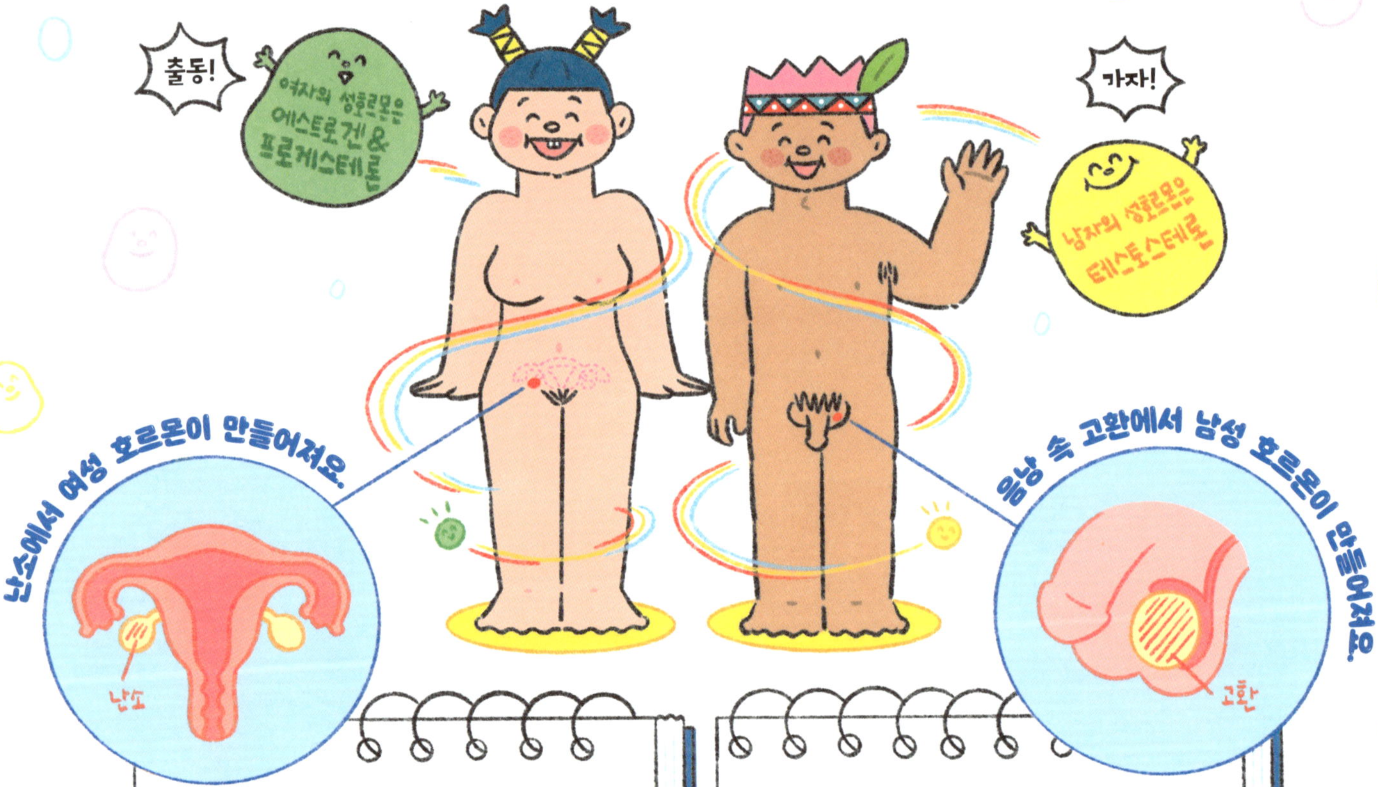

출동! 여자의 성호르몬은 에스트로겐 & 프로게스테론

가자! 남자의 성호르몬은 테스토스테론

난소에서 여성 호르몬이 만들어져요.
난소

음낭 속 고환에서 남성 호르몬이 만들어져요.
고환

1. 가슴이 봉긋하게 솟아오른다.
2. 겨드랑이와 성기 주변에 털이 난다.
3. 허리가 잘록해지고 엉덩이가 커진다.
4. 목소리가 변한다.
5. 월경이 시작된다.
6. 마음이 자꾸만 싱숭생숭하다.

1. 어깨가 넓어지고 근육이 발달한다.
2. 겨드랑이와 성기 주변에 털이 난다.
3. 목젖이 튀어나온다.
4. 목소리가 변하면서 굵어진다.
5. 사정을 한다. (몽정을 경험하기도 한다.)
6. 마음이 자꾸만 싱숭생숭하다.

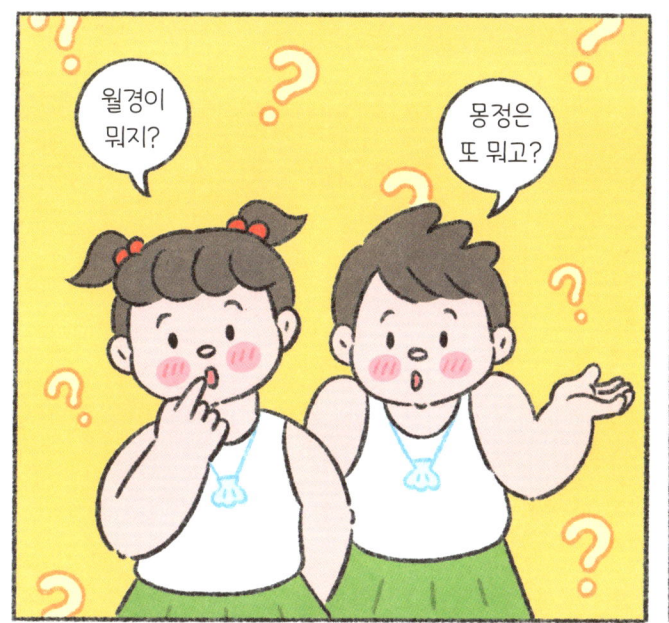
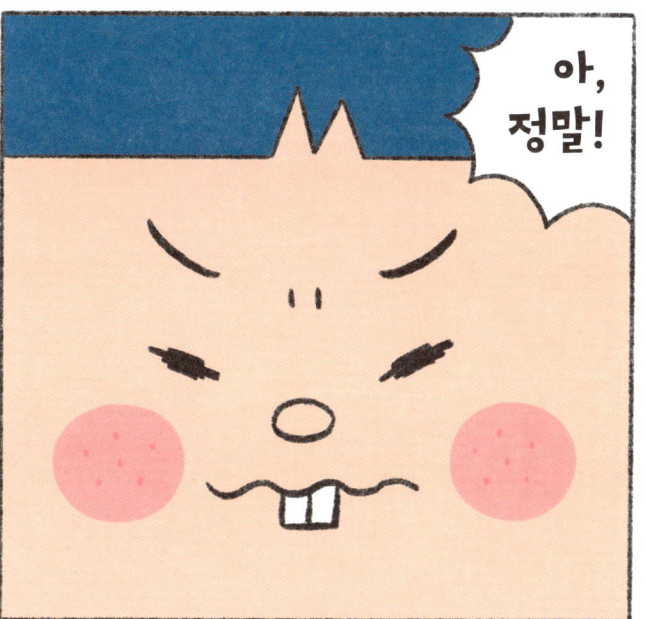
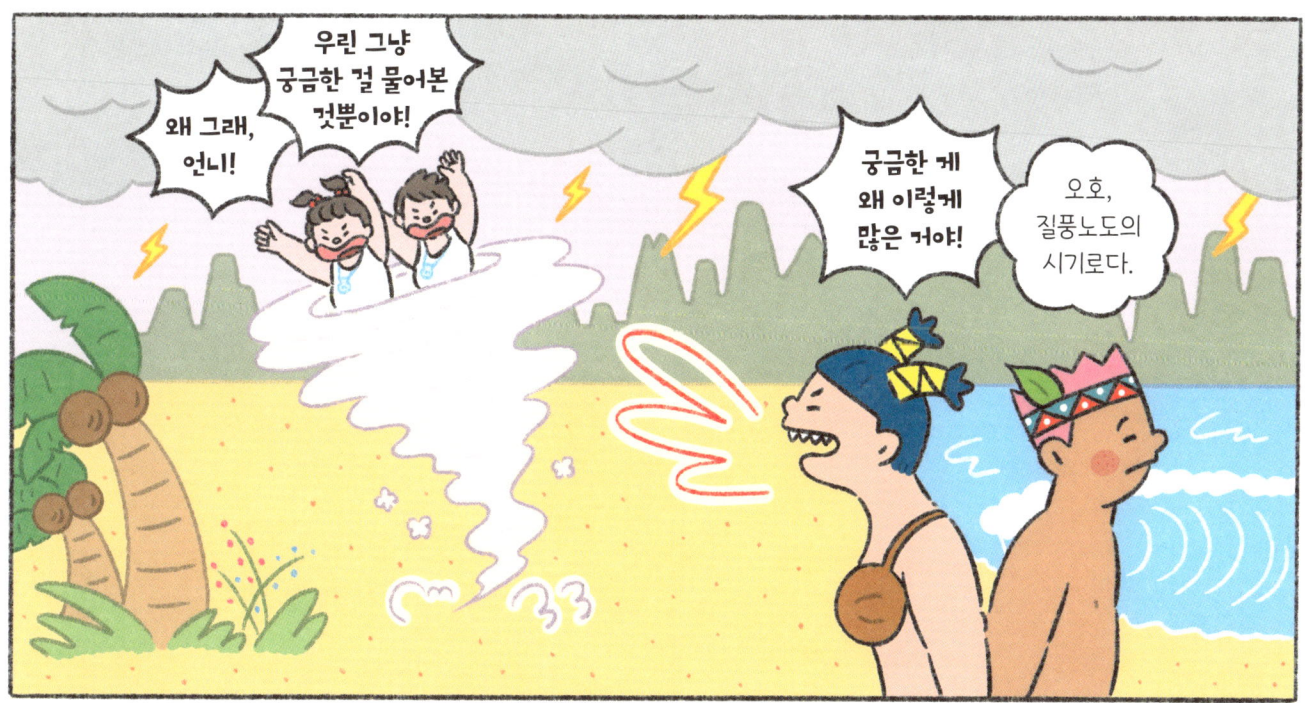

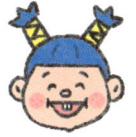 미안, 미안. 내가 또 화를 내 버렸네. 자세한 설명은 곧이어 해 줄 테니 조금만 기다려 봐. 사춘기가 되면 이밖에도 엄청나게 많은 변화가 찾아온단다. 너희에게도 곧 다가올 일이니 지금부터 차근차근 알아가 보자!

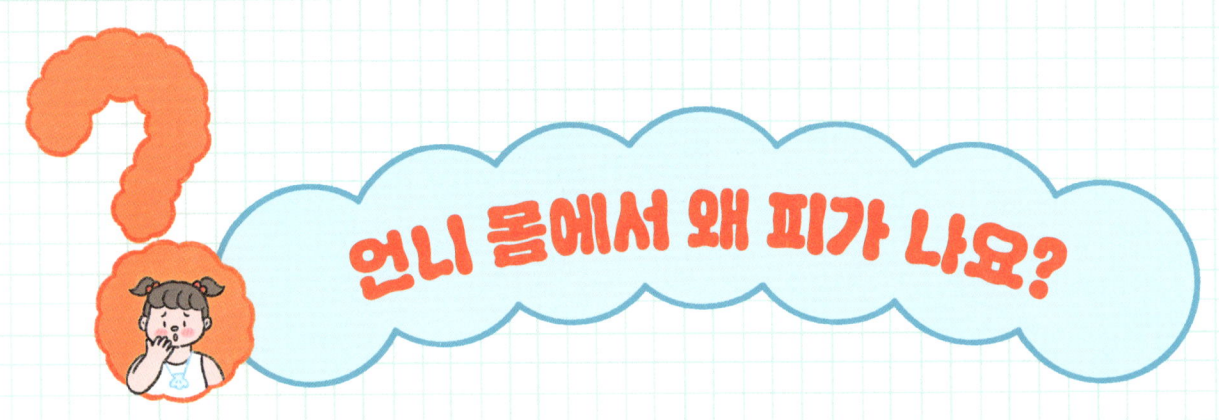

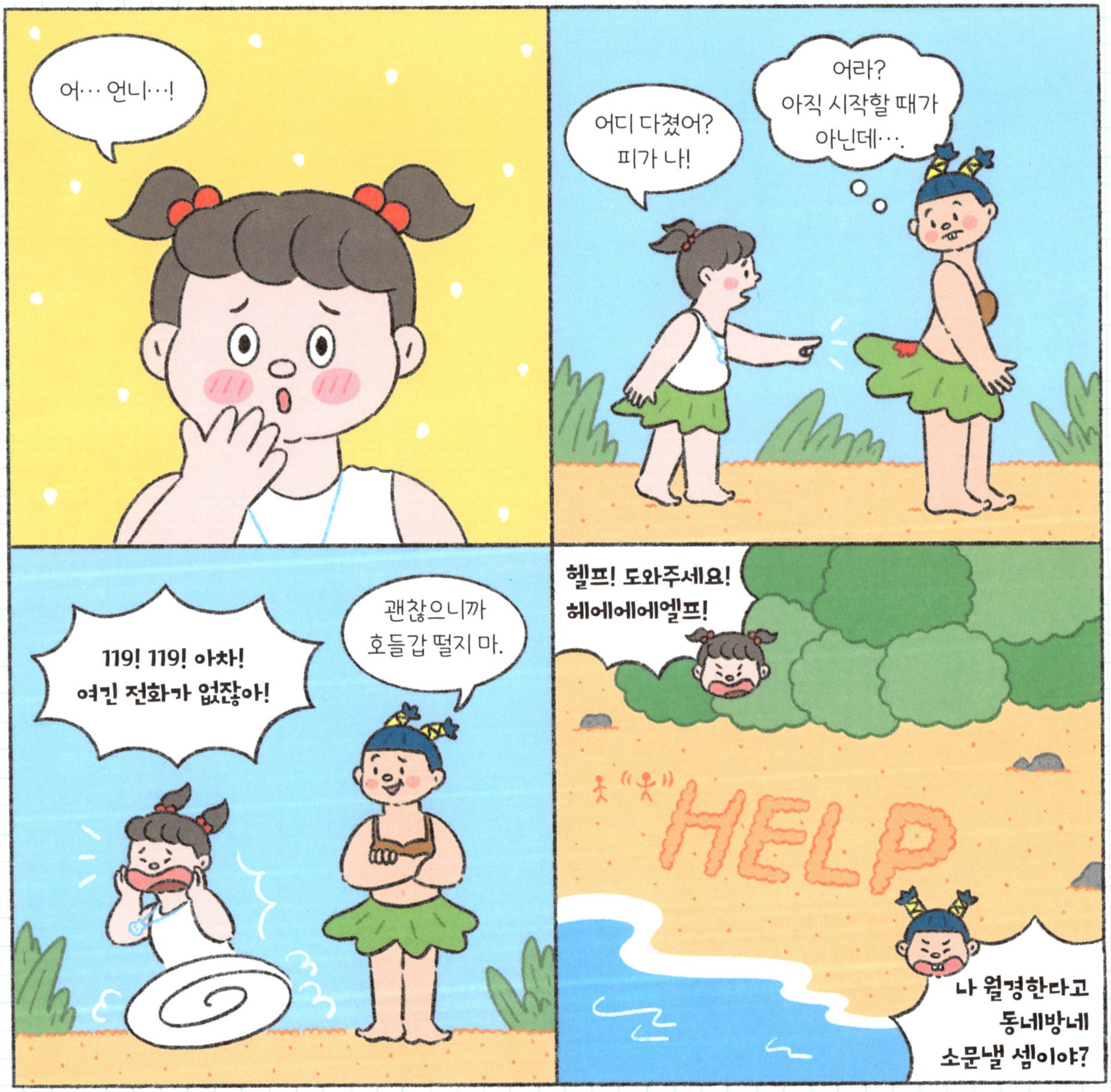

놀라지 마, 이건 월경이거든

월경은 자궁이 수정란을 맞이할 수 있도록
한 달에 한 번씩 준비하고 정리하는 과정이야.

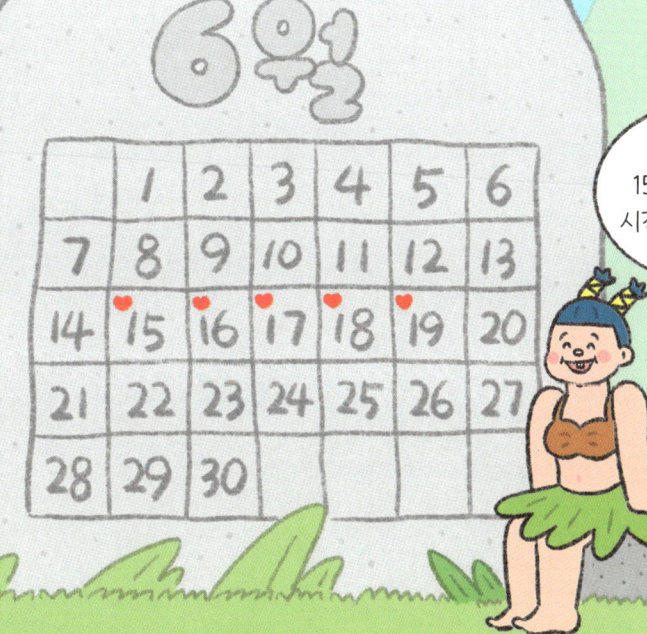

이번 달에는 15일부터 월경이 시작될 예정이었어.

내 치마에 피가 묻어 있어서 깜짝 놀랐지? 걱정하지 마. 이건 그냥 피가 아니라 '월경'을 할 때 나오는 '월경혈'이거든. 흔히 '생리'라고도 하는 월경은 보통 십 대 초반에 시작되는데 나는 열두 살 무렵에 처음 경험했어. 낯설고 겁이 나던 시절도 있었지만 이제는 익숙해졌단다. 건강한 상태에서는 한 달에 한 번씩, 월경이 약속처럼 찾아온다는 사실을 알고 있으니까. 어째서 월경을 하는지 궁금하다고?

1. 자궁은 뭐 하는 곳일까?

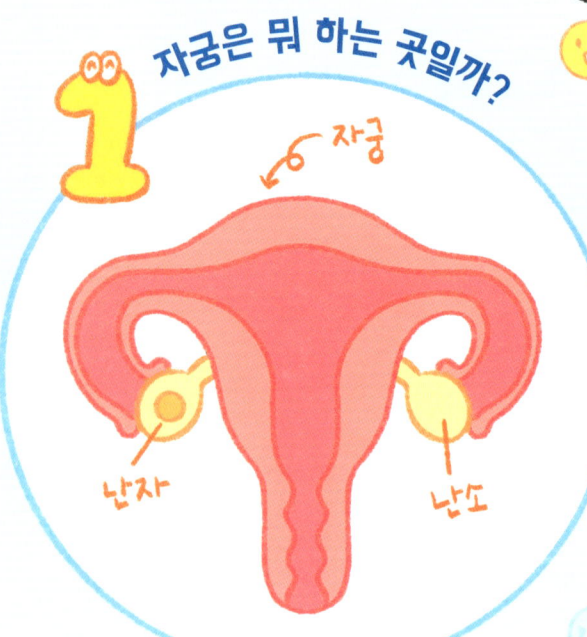

여자의 몸 속에는 아기가 자라날 수 있는 '자궁'이라는 공간이 있어. 그 옆에는 '난소'라는 주머니가 양쪽에 하나씩 달려 있지. 난소 안에는 '난자'라는 아주 작은 세포가 들어 있는데, 난자는 생명이 시작되는 데 중요한 역할을 한단다.

2. 아기를 맞이할 준비

> 사춘기 여성의 몸에는 약 40만 개의 미성숙한 난자가 있어.

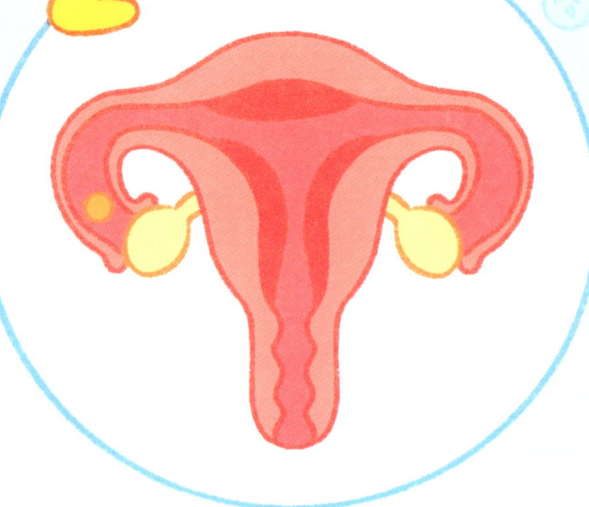

한 달에 한 번, 난자는 난소 밖으로 나와. 난자가 정자를 만나면 아기의 씨앗인 '수정란'이 되거든. 자궁은 수정란을 맞이할 준비를 하며 자궁 안쪽 벽을 두툼하게 만들어. 아기를 키우려면 혈액이 많이 필요하기 때문이지.

> 40만 개의 미성숙한 난자 중 400~500개가 성숙해 한 달에 한두 개씩 배란되는 거야.

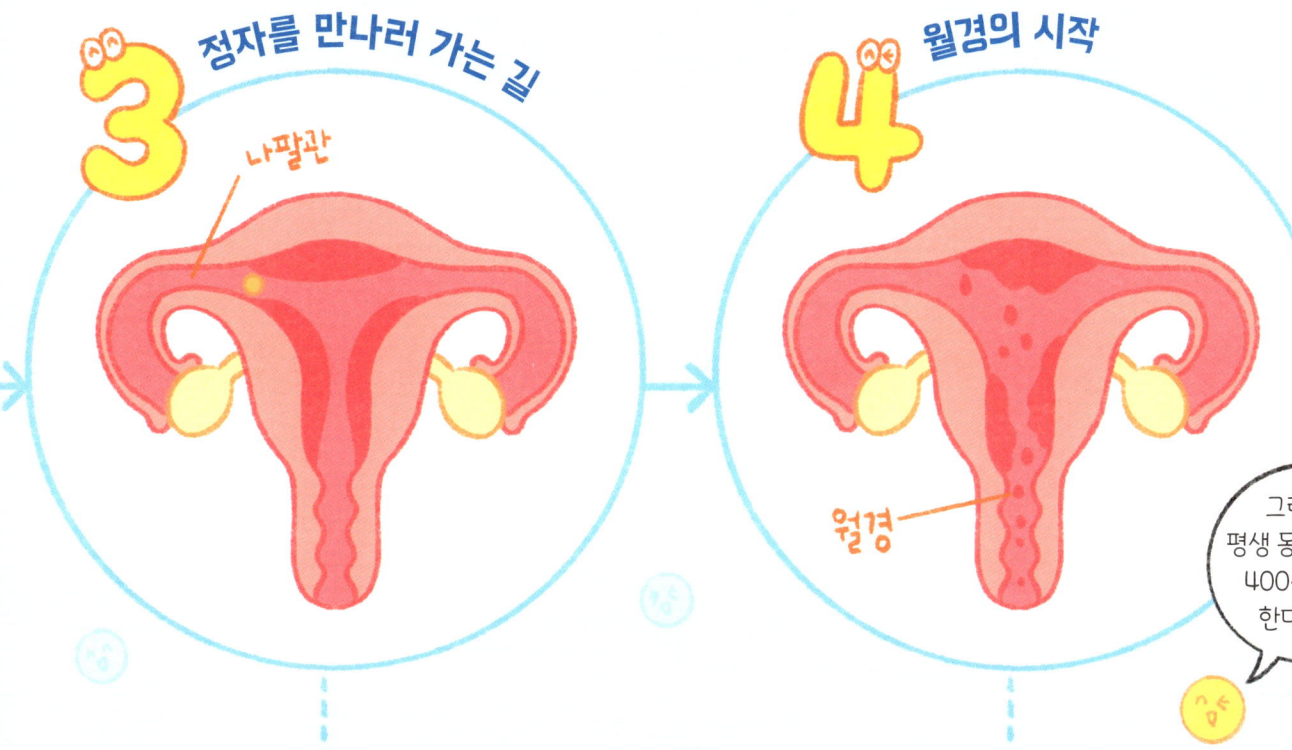

3 정자를 만나러 가는 길

4 월경의 시작

그러니까 평생 동안 월경을 400~500번 한다는 뜻!

난소에서 빠져나온 난자는 나팔관이라는 좁은 길을 따라 여행을 떠나. 난자는 스스로 움직일 수 없기 때문에 나팔관 안에 있는 가느다란 털의 도움을 받아 자궁 쪽으로 이동한단다. 무빙워크를 타고 천천히 움직이는 것처럼 말이야.

난자가 정자를 만나지 못하면 수정란은 만들어지지 않아. 자궁은 필요 없어진 두툼한 벽을 정리하기 시작하지. 이때, 벗겨진 자궁 내막이 혈액과 함께 몸 밖으로 빠져나오는 걸 '월경'이라고 하는 거야. 월경은 보통 4~7일 정도 한단다.

월경은 보통 규칙적으로 시작되지만 몸의 상태에 따라 조금 빠르거나 늦을 수도 있어. 그래서 월경을 며칠 만에 다시 하는지 '주기'를 알아 두는 게 중요해. 이번에 난 월경이 일찍 시작돼서 월경 용품을 미처 챙기지 못했던 거야. 월경 용품은 자궁에서 나온 피가 속옷에 묻거나 옷 밖으로 새지 않도록 도와주는 물건인데 종류가 다양해.

일회용 생리대
접착면을 팬티의 중앙에 붙여 사용한다. 아기 때 쓰던 기저귀와 비슷한 느낌! 오래 착용하면 피부가 무를 수 있다. 한 번 쓰고 버리는 일회용품이다.

생리컵(월경컵)
질 속에 넣어 월경혈을 받아 낸다. 생리대나 탐폰은 3~4시간마다 갈아야 하지만 생리컵은 6~12시간까지 사용할 수 있다. 사용법에 익숙해지면 편리하고, 씻어서 다시 쓸 수 있어 경제적이다.

탐폰
질 속에 넣어 사용한다. 코피가 날 때 콧구멍에 휴지를 넣듯, 몸 안에서 피를 흡수하는 방식! 단, 질에 8시간 넘게 넣으면 건강에 좋지 않다. 이것 역시 일회용품이다.

> 난 이 섬에 들어오기 전 육지에서 챙겨 온 면 생리대를 써.

> 일회용 생리대랑 똑같이 생겼는데 면으로 만들었기 때문에 삶아서 말려 쓰면 위생적이고 피부에 자극도 없어서 좋아.

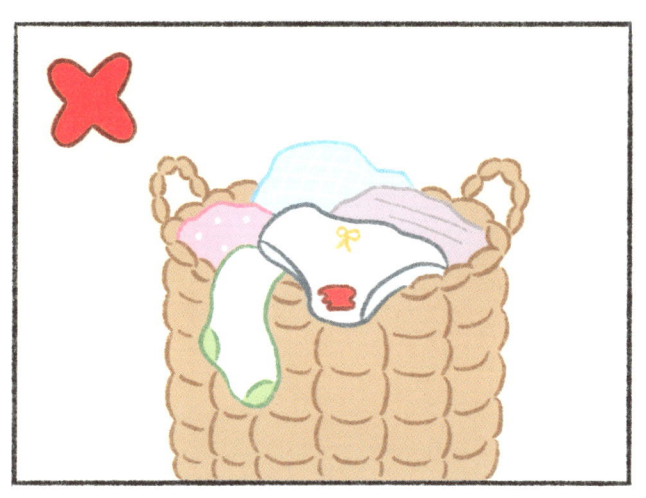 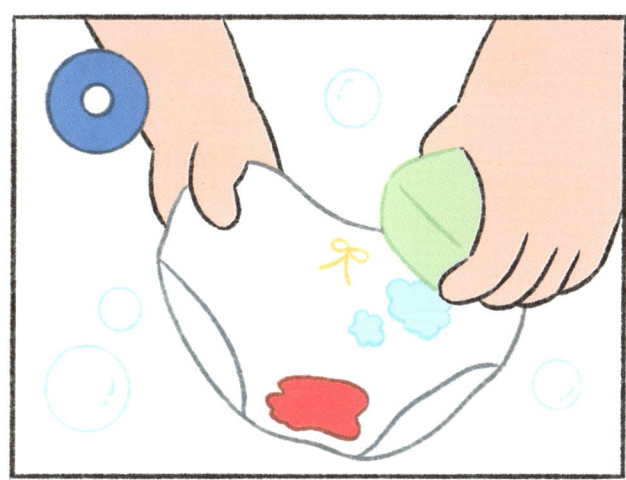

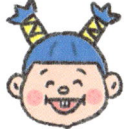 월경은 더럽거나 창피한 게 아니야. 하지만 월경혈이 묻은 속옷을 빨래통에 그냥 던져 놓는 건 실례야. 뒤처리를 깔끔하게 하는 건 기본 중 기본이란다. 너에게도 머지 않아 찾아 올 월경, 반갑게 맞이할 수 있기를 바라. 참, 초경 후 주기가 정해지면 의사에게 검진을 받는 게 좋아. 난소의 건강 상태나 월경통의 원인을 알아낼 수 있을 거야!

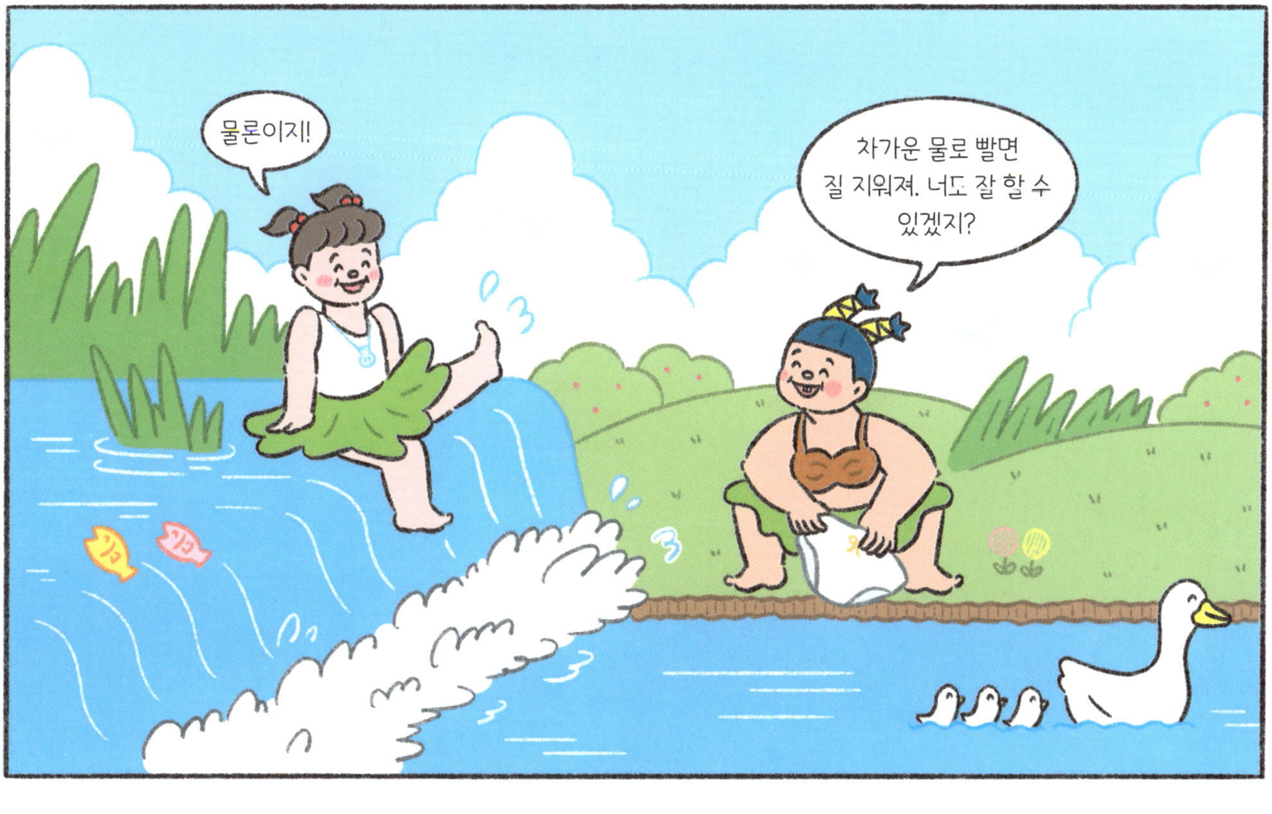

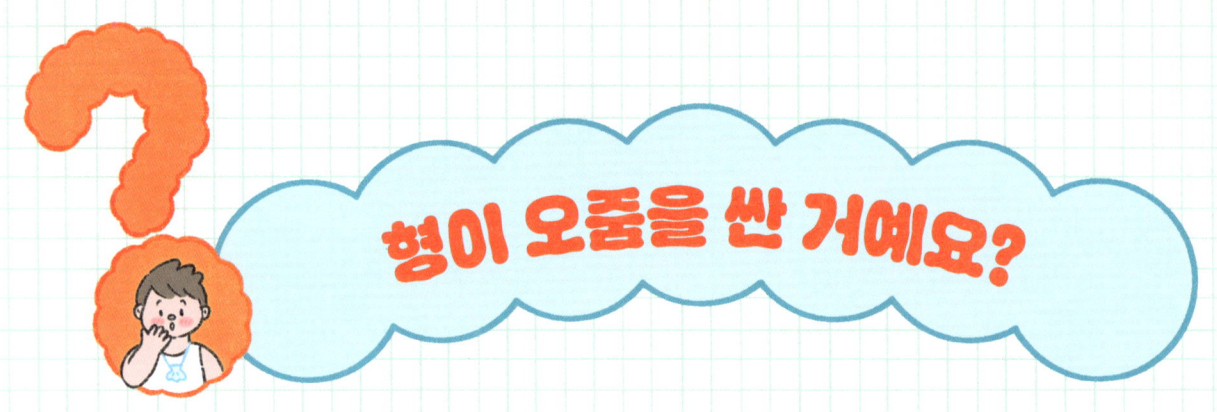

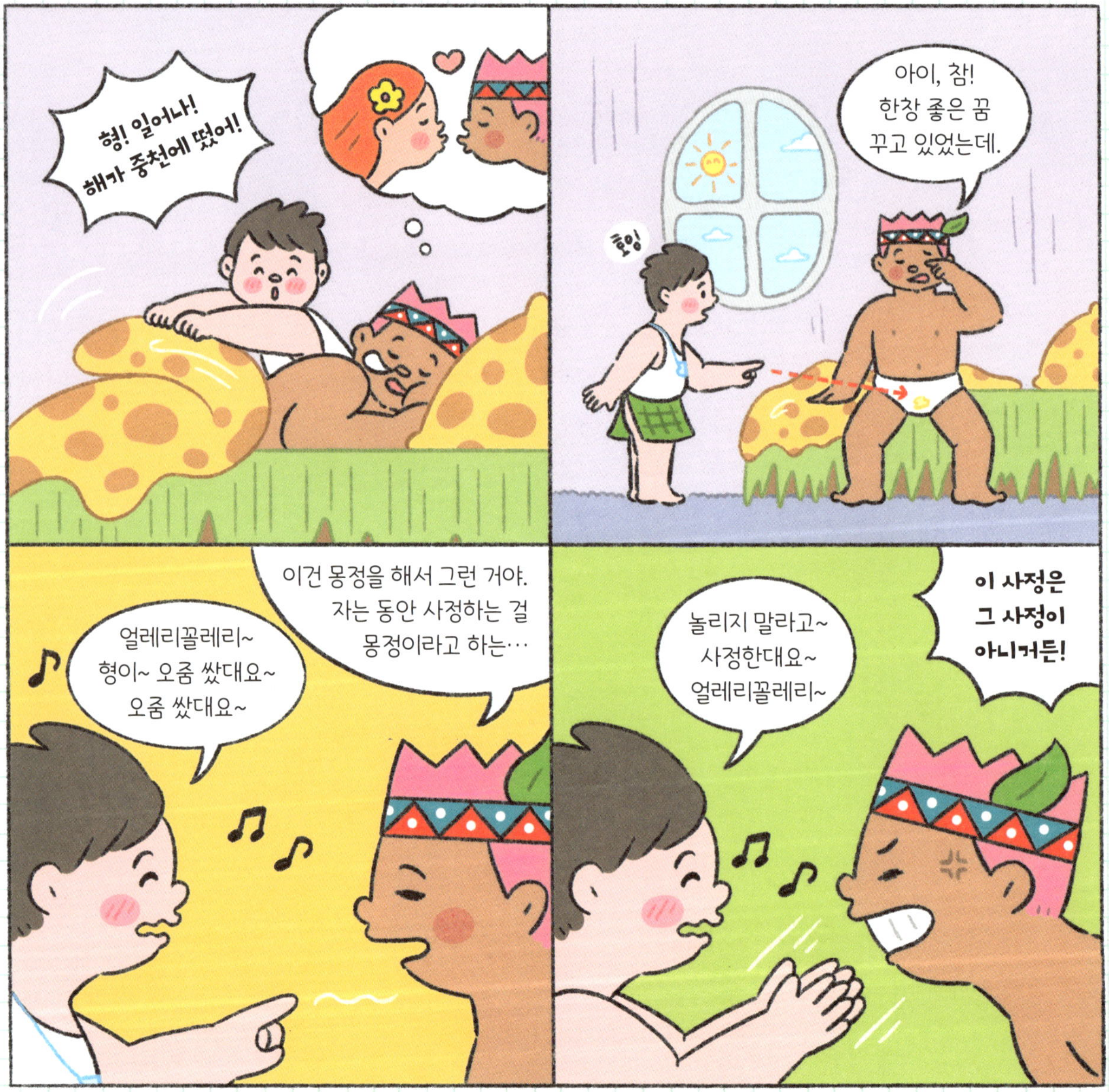

놀리지 마, 이건 정액이거든

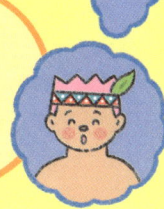

정액은 정자가 담긴 특별한 액체야.
잠자는 동안 이 액체가 음경으로 나오는 걸 '몽정'이라고 해.

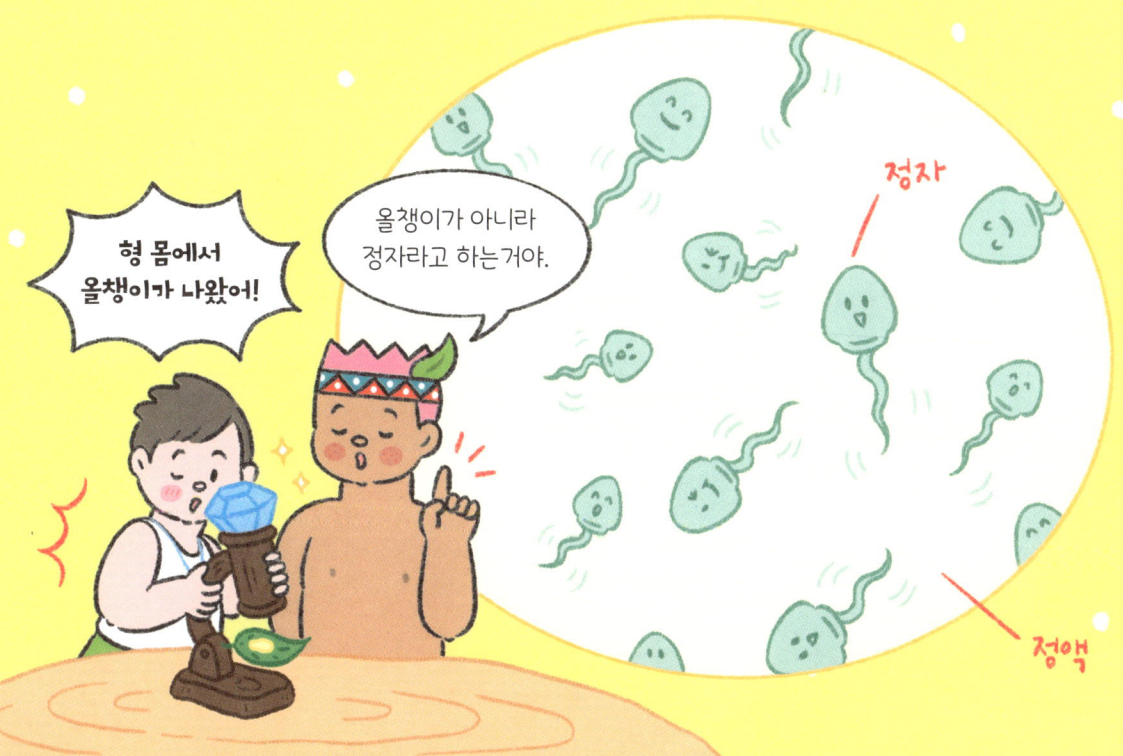

내 나이가 열세 살인데 설마 오줌을 쌌겠어? 이건 오줌이 아니라 '정액'이라고 하는 거야. 정액은 정자가 담긴 액체인데, 이것이 음경을 통해 나오는 걸 '사정'이라고 해. 자는 동안 사정을 하기도 하는데 그건 '몽정'이라고 하지. 너도 내 나이쯤 되면 경험하게 될 거야. 무슨 말인지 하나도 모르겠다고? 아, 진짜 성격 급하긴! 차근차근 설명해 줄 테니 잘 들어 봐.

3 정액이 나오는 길

정액은 소변과 같은 길을 통해 몸 밖으로 나와. 소변과 섞이지는 않으니 걱정하지 마. 한 번에 한 가지만 지나가도록 몸이 조절해 주거든.

사정은 대개 음경에 피가 몰려 딱딱해진 다음, 그러니까 발기 후에 일어남! 음경이 딱딱해져도 놀라지 말 것!

난 정낭!

난 전립샘이야!

우리는 고환! 쌍둥이라 두 개가 있어.

1 정자가 무엇일까?

음낭 안에 있는 고환에서는 '정자'라는 작은 세포가 만들어져. 정자는 생명이 시작되는 데 중요한 역할을 해. 난자를 만나면 아기의 씨앗인 '수정란'을 만들 수 있거든.

2 정액은 무엇일까?

정자는 '정관'이라는 길을 통해 이곳에 도착하는데 정자에게 영양을 공급해 주고, 잘 움직일 수 있게 도와주는 액체가 더해져 '정액'이 되지.

아하

 이 과정이 깨어 있을 때 일어나면 '사정', 잘 때 일어나면 '몽정'이라고 하는 거야.

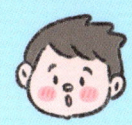 그런데 몽정은 왜 하는 거야? 오줌이라도 싼 것처럼 찝찝한데 말이야.

 몸에서 새로운 정자가 계속 만들어져서 오래된 정자를 몸 밖으로 내보내는 거지.

 그런데 몽정을 하지 않는다고 해도 걱정할 필요는 없어.

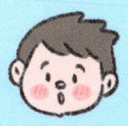 몽정을 해야 어른이 되는 거 아니야?

 어른이 되어 가는 과정은 사람마다 다르게 나타나. 사춘기가 되면 목소리가 변하는 '변성기'가 온다고 알려 줬던 걸 기억하고 있지? 하지만 나처럼 변성기가 소리 소문 없이 지나가는 사람도 있어.

 몽정도 마찬가지야. 하는 사람도 있는 반면 하지 않는 사람도 있단다.

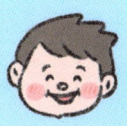 다른 친구들과 비교할 필요 없겠구나!

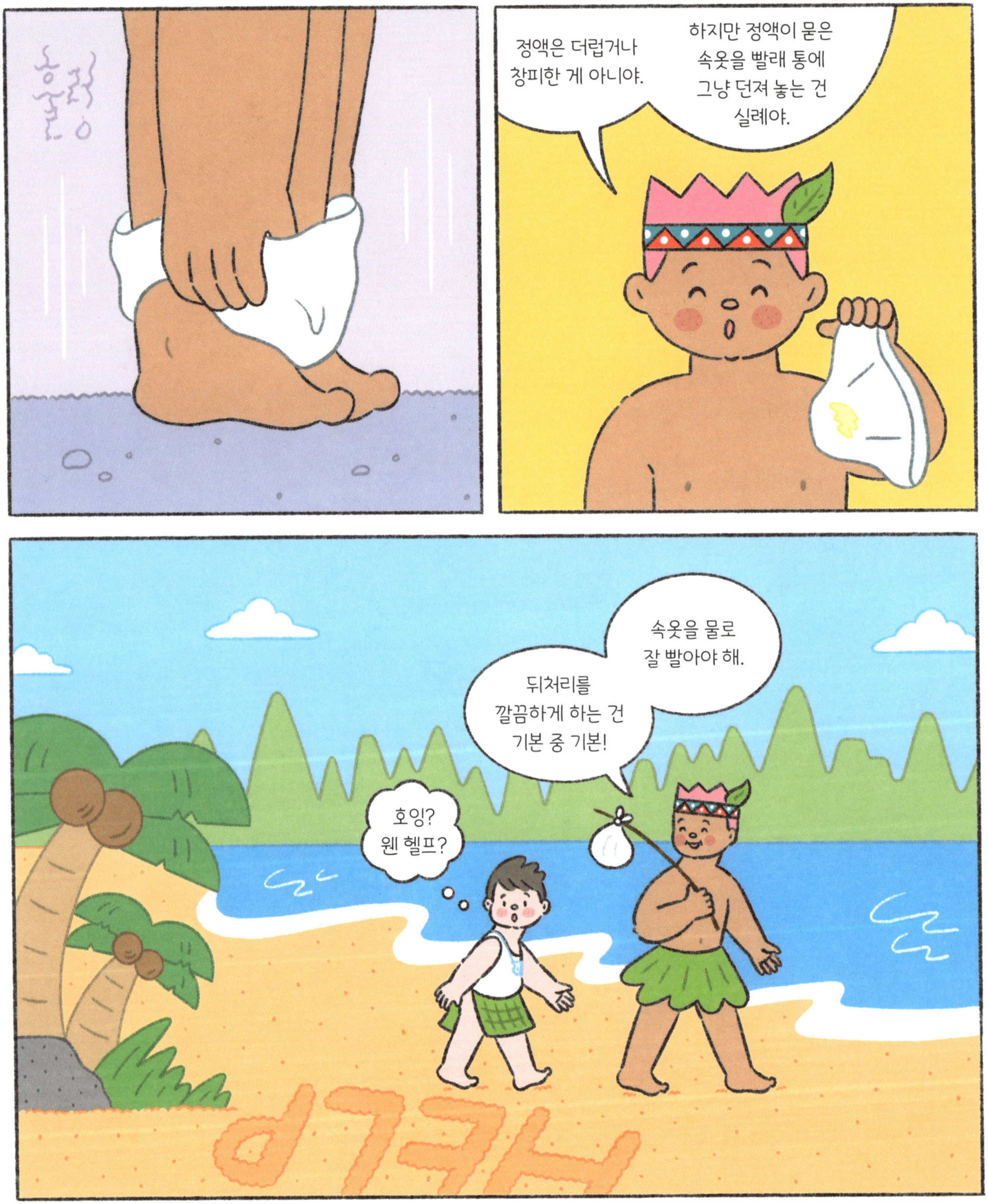

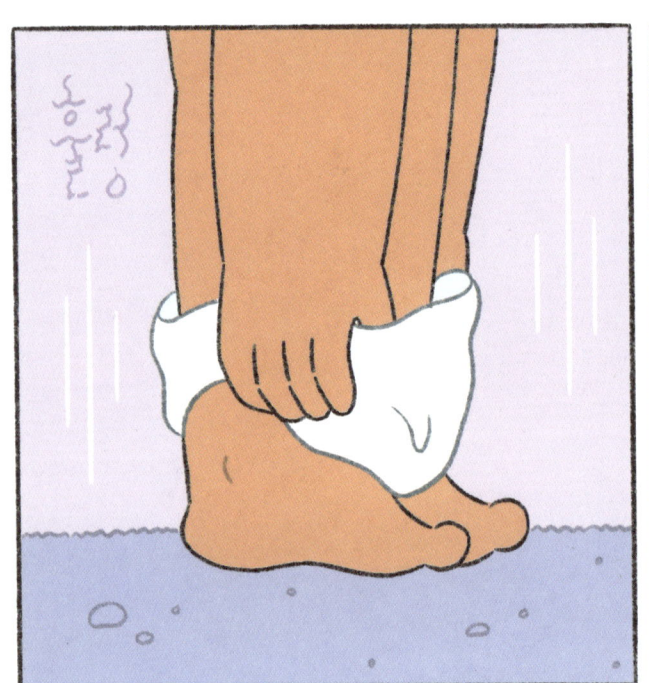
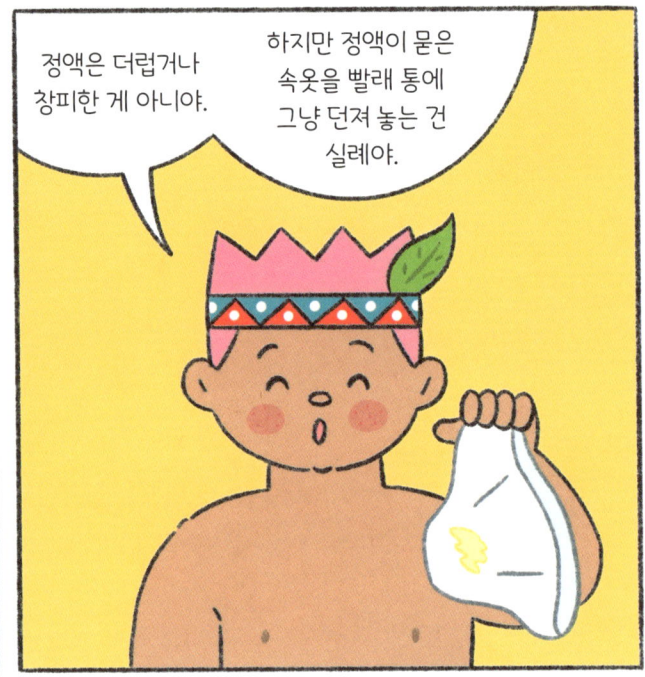

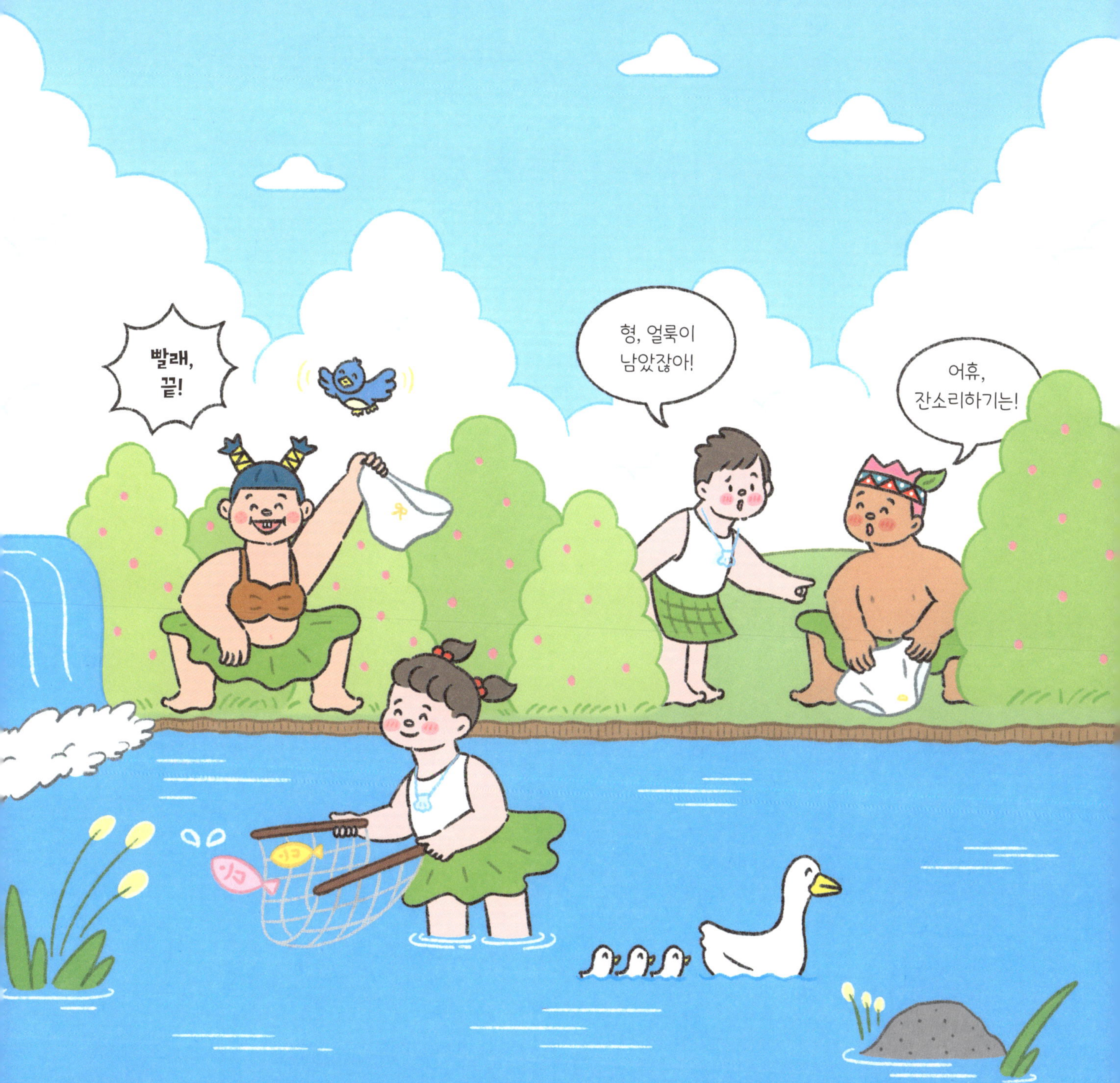

 아직은 배워야 할 게 많아서 막막하게 느껴질 수도 있지만, 차근차근 공부하다 보면 멋진 어른이 될 수 있을 거야. 더불어, 내 몸뿐만 아니라 이성의 몸을 공부하는 것도 중요해. 그래야 서로를 이해하고 존중할 수 있거든. 앞으로 잘 해낼 수 있겠지?

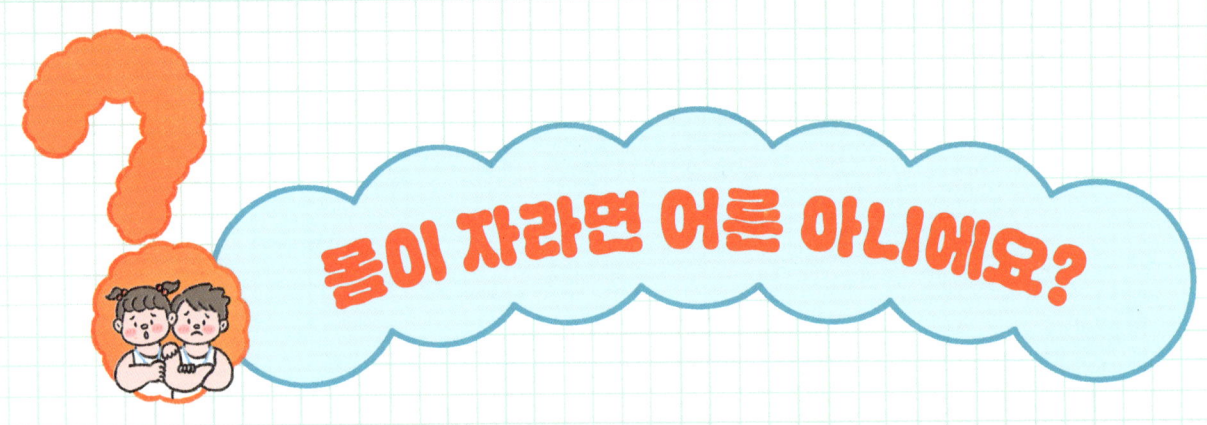

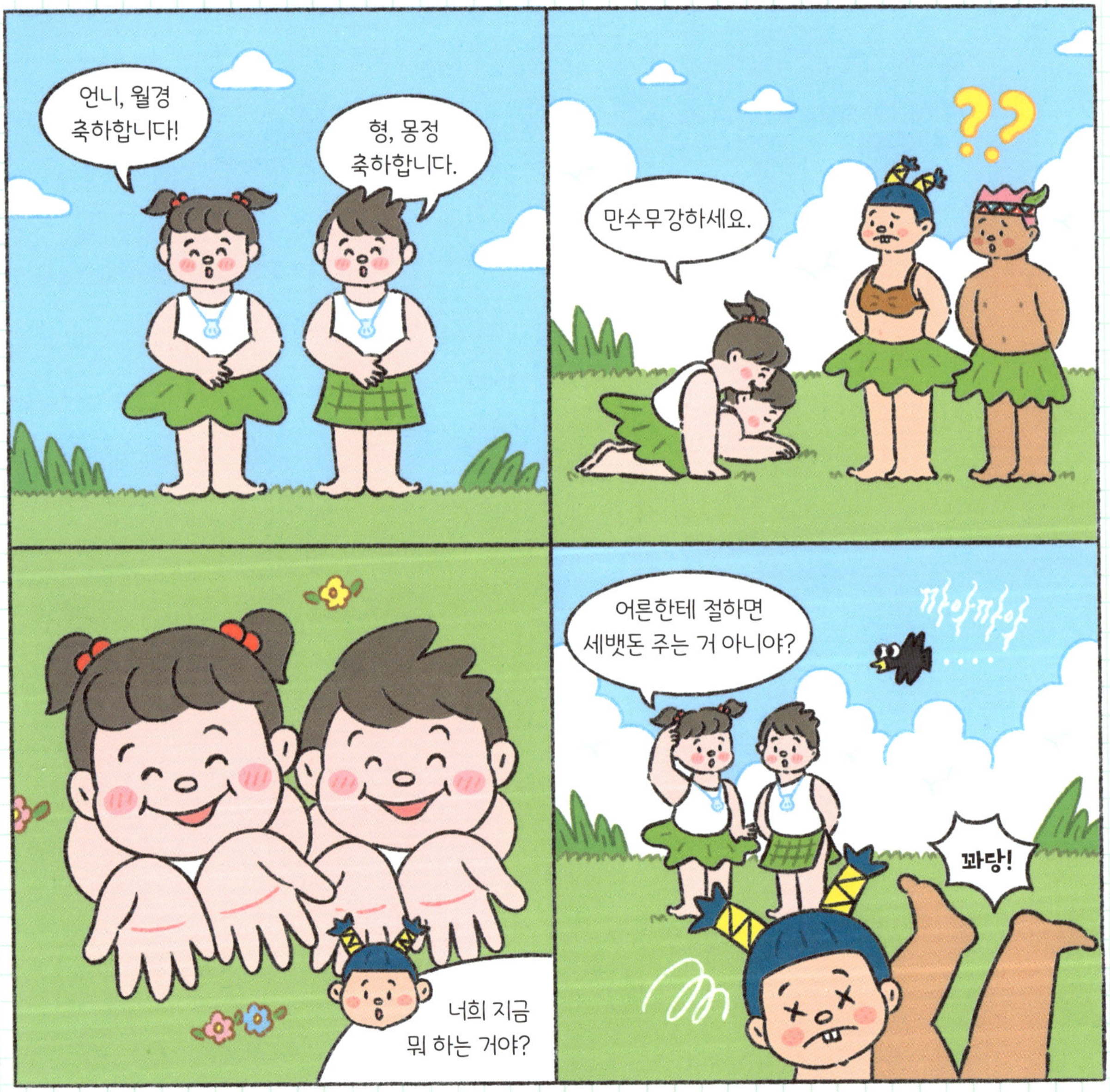

책임질 줄 알아야 어른이야

**몸뿐만 아니라 마음도 자라야 어른이 되는 거야.
마음이 자라면 책임감이 생겨.**

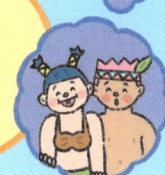

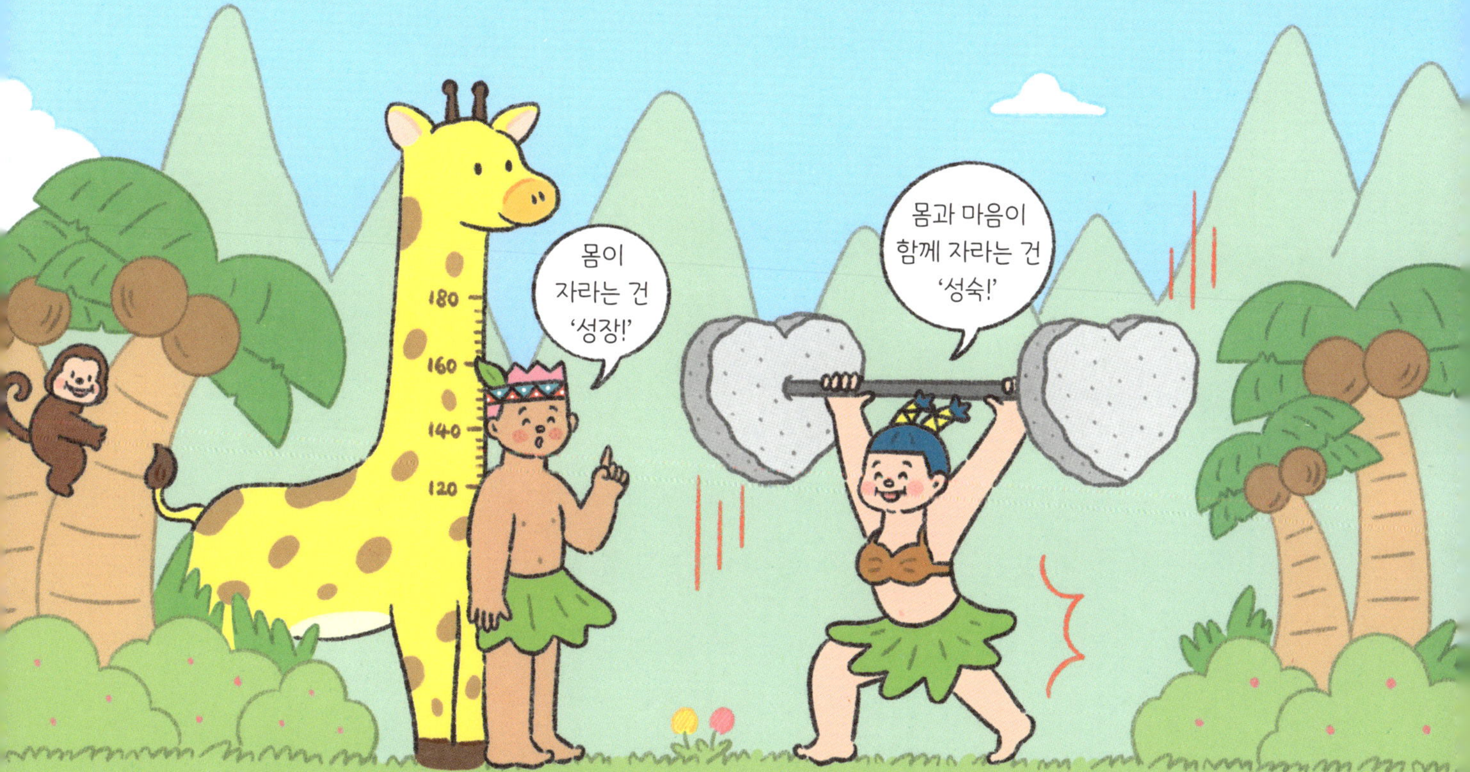

몸이 자라는 건 '성장!'

몸과 마음이 함께 자라는 건 '성숙!'

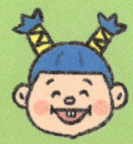

그래, 또또와 나의 몸은 하루가 다르게 성장하고 있어. 월경이나 몽정 등을 한다는 게 그 증거지. 그런데 그거 아니? 어른이 되려면 성숙해야 한다는 사실을 말이야. 성숙하려면 몸과 마음이 함께 자라야 해. 그런데 우리의 마음은 아직 어린아이 같아. 엄마와 아빠에게 응석 부리면서 매일매일 실컷 놀고 싶은걸.

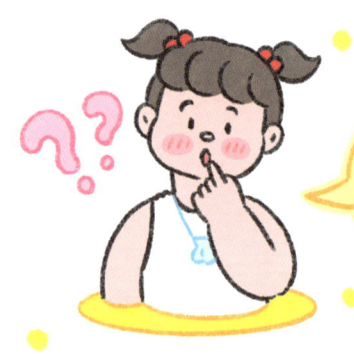

어떻게 하면 마음이 자라는 거야?

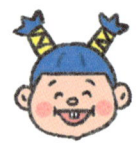
우유가 깊은 맛을 지닌 치즈가 되려면 오랜 숙성의 시간을 거쳐야 한다는 사실, 알고 있지? 우리의 마음도 마찬가지야. 실수를 하고 경험을 쌓다 보면 마음이 조금씩 자라 성숙해진다고 해. 경험이 부족한 나는 하얀 우유나 마찬가지야.

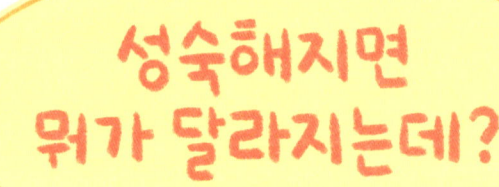
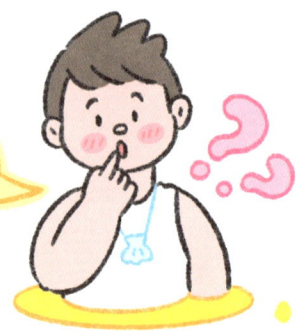

성숙해지면 뭐가 달라지는데?

성숙해지면 책임감이 생겨. 책임감이란 내가 한 말과 행동을 돌볼 줄 아는 마음이야. 약속한 건 지키고, 실수하면 미안하다고 말할 줄 아는 거지. 아침에 일찍 일어나기로 해 놓고 "오 분만 더 잘래." 하는 걸 보면, 나는 어른이 되기에는 아직 멀었나 봐.

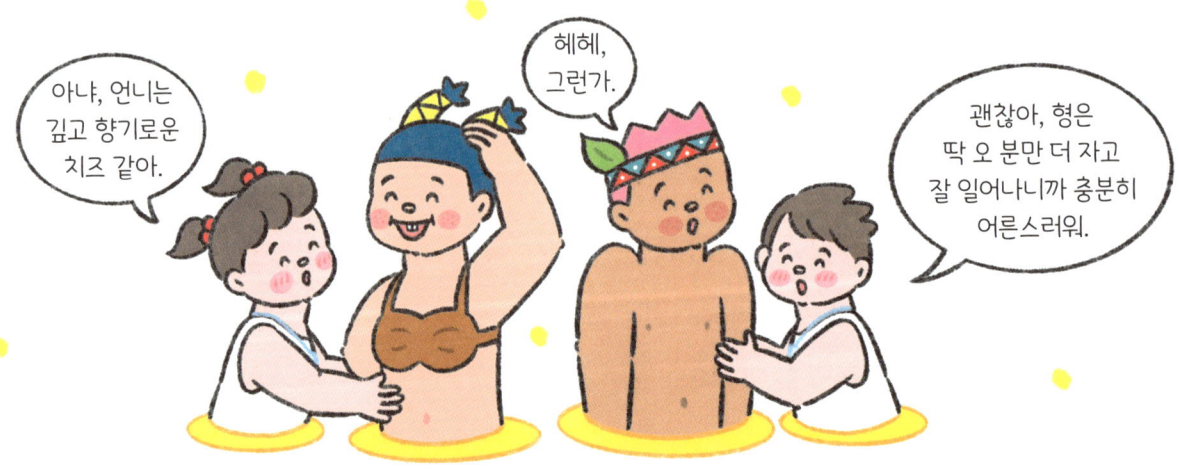

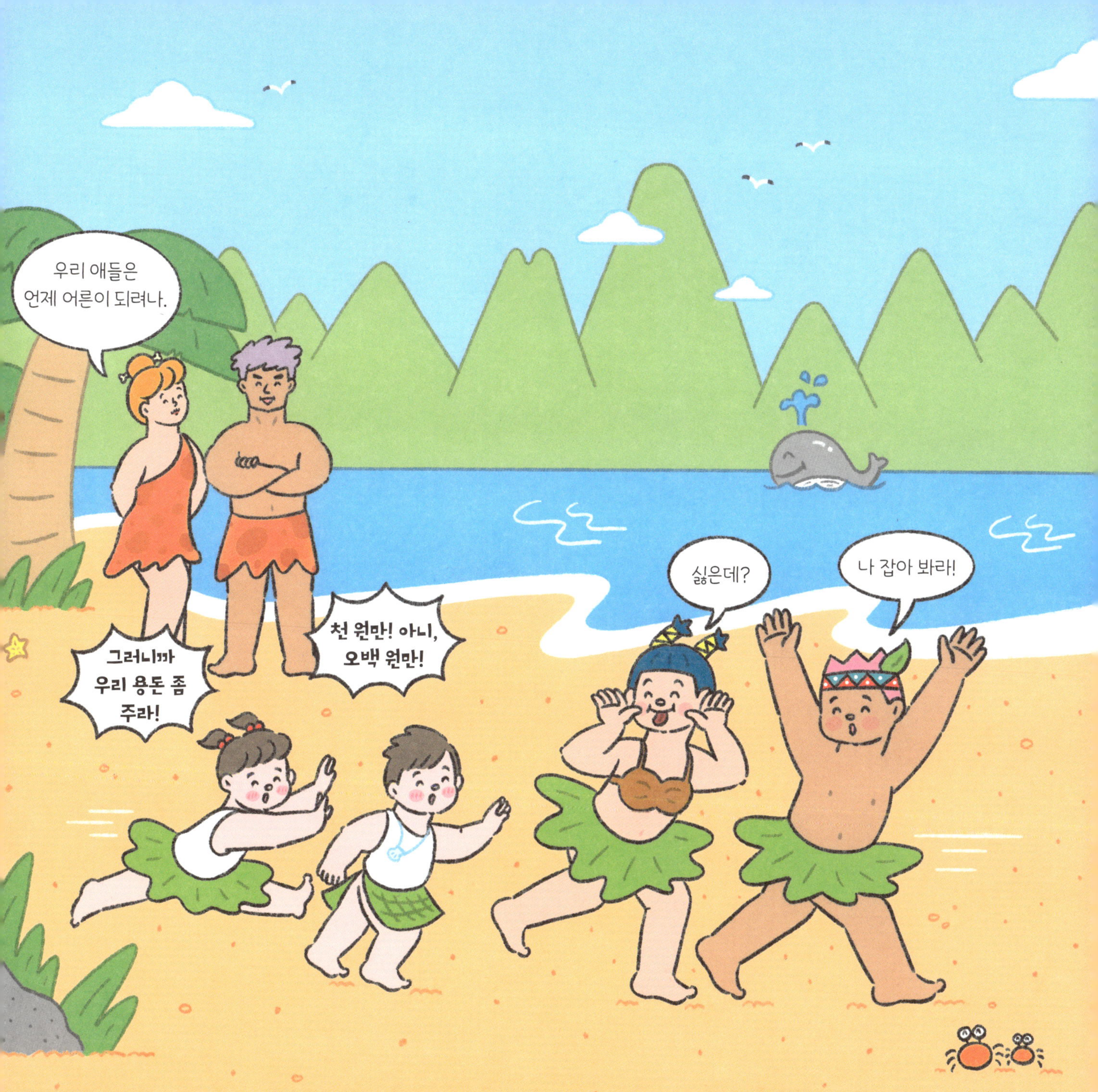

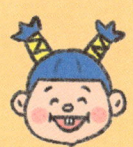또또와 나는 서툰 점이 많아. 하지만 이런 우리의 모습을 부끄러워 하지 않을 거야. 어른이 되는 연습을 하고 있는 거니까. 이 시간이 지나고 나면, 또또와 나도 책임감 있는 성숙한 어른이 될 수 있겠지?

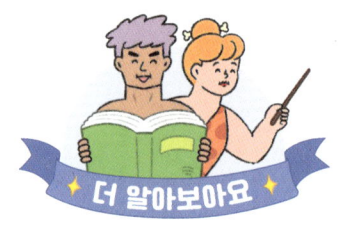

사춘기를 지혜롭게 보내는 방법

　사춘기가 되면 우리 몸에 다양한 변화가 일어나요. 성기 주위나 겨드랑이에 털이 나기도 하고, 얼굴에 여드름이 나기도 해요. 조금씩 커지는 가슴이 부끄러워서 움츠러드는 친구, 전과는 달라진 목소리가 창피해 말수가 적어지는 친구도 있지요. 어른이 되어 가는 과정인 '2차 성징'이 당황스러울 수도 있지만 이를 잘 알고 대처한다면 더욱 멋진 모습으로 성장할 수 있답니다. 여자에게 가장 크게 일어나는 변화는 '월경'이에요. 월경은 수정란을 맞이하기 위해 두툼해졌던 자궁벽이 허물어지며 혈액이 몸 밖으로 빠져나오는 현상이에요. 한 달에 한 번, 보통 5일 정도 계속된답니다. 월경할 때는 기분이 우울해지기도 하고 배가 아프기도 하기 때문에 몸을 쉬게 해 주는 게 좋아요. 만약 증상이 심하다면 산부인과에서 검사를 받고 약을 먹을 수도 있으니 너무 걱정하지 않아도 괜찮아요.

　남자는 '포경수술'을 할 수도 있고, 하지 않을 수도 있어요. 음경의 끝부분인 귀두는 '포피'라는 피부에 싸여 있어서 깨끗하게 씻기가 어려워요. 그래서 포피를 잘라 내 귀두를 드러내는 포경수술을 하기도 하지요. 음경을 깨끗하게 씻는 방법을 잘 알고 있다면 포경수술을 하지 않아도 괜찮아요. 하지만 귀두에 염증이 자주 생긴다면 포경수술을 하는 것이 좋답니다. 혼자서는 결정하기 어렵기 때문에 부모님과 얘기해 보고 비뇨기과에서 상담을 받는 게 좋아요.

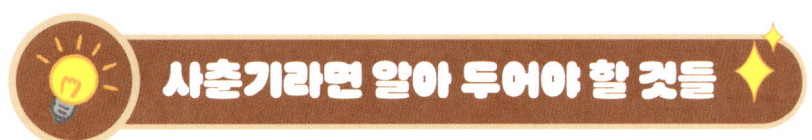
사춘기라면 알아 두어야 할 것들

1. 브래지어 착용법

여자는 가슴에 멍울이 생기면서 크기가 커지면 불편함을 느낄 수 있어요. 이때, 브래지어를 착용하면 가슴을 보호해 주기 때문에 일상생활이 한결 수월해지지요. 원하지 않는다면 브래지어를 하지 않아도 괜찮답니다.

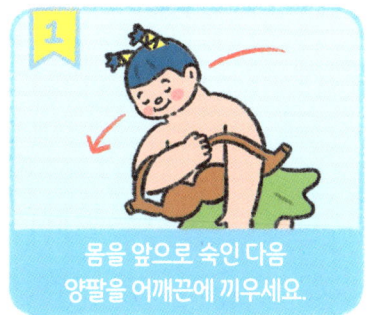
몸을 앞으로 숙인 다음 양팔을 어깨끈에 끼우세요.

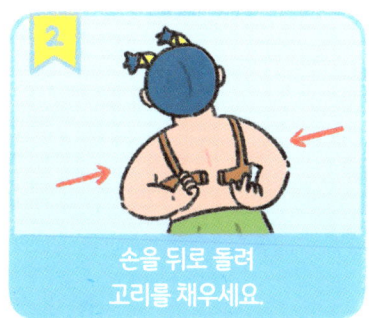
손을 뒤로 돌려 고리를 채우세요.

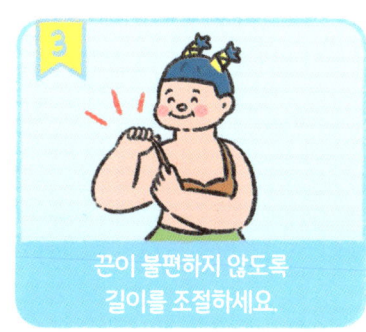
끈이 불편하지 않도록 길이를 조절하세요.

2. 면도기 사용법

남자는 인중과 턱 부분에 수염이 나기 시작하면 면도를 할 수 있어요. 피부에 자극이 되지 않도록, 수염이 난 부위에 면도 크림을 바르고 면도기로 쓱쓱 깎아 내지요. 칼날이 피부에 직접 닿기 때문에 조심하지 않으면 상처가 날 수 있어요.

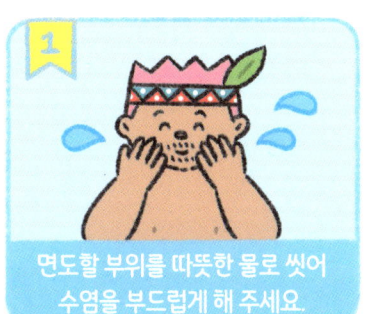
면도할 부위를 따뜻한 물로 씻어 수염을 부드럽게 해 주세요.

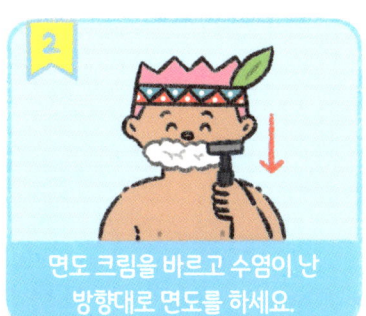
면도 크림을 바르고 수염이 난 방향대로 면도를 하세요.

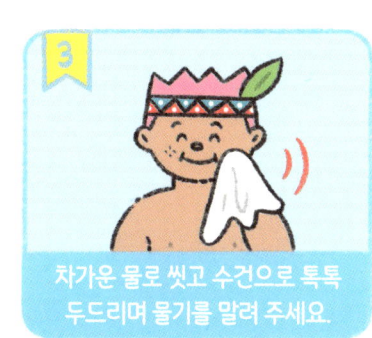
차가운 물로 씻고 수건으로 톡톡 두드리며 물기를 말려 주세요.

3
사춘기, 마음이 흔들흔들

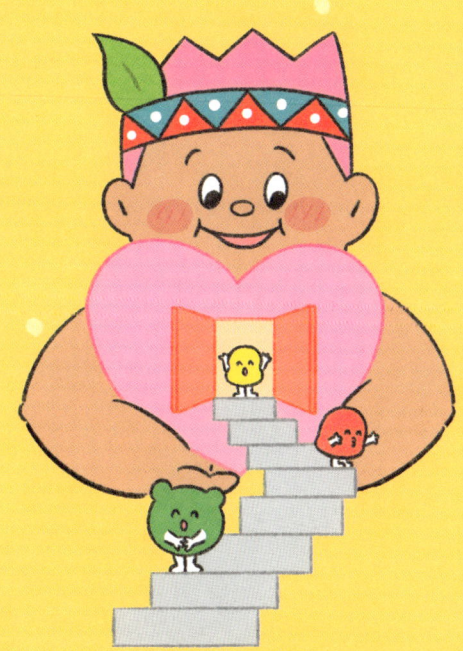

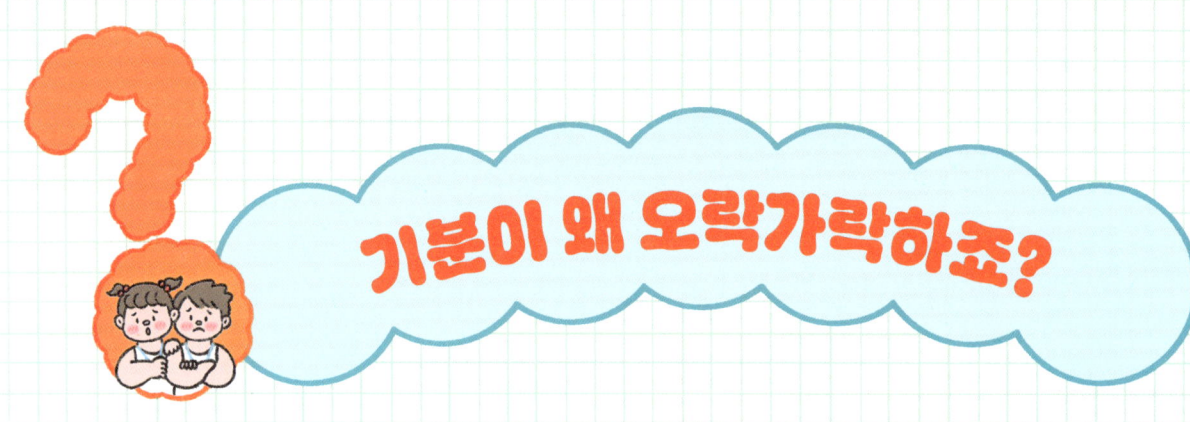

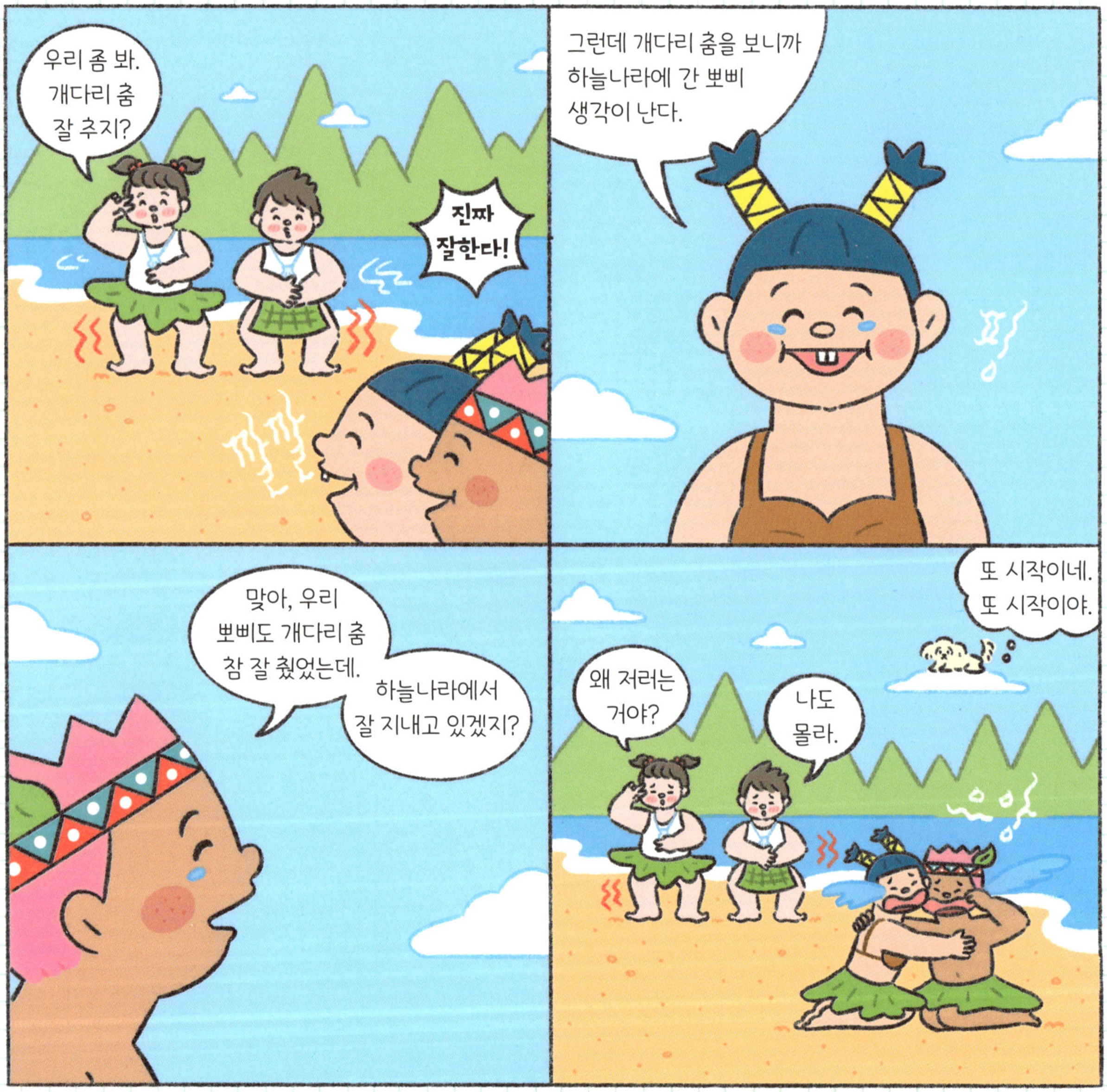

뇌가 자라는 중이라 그래

**감정을 조절하는 뇌는 아직 자라는 중!
성인이 되어야 비로소 완전히 성장해.**

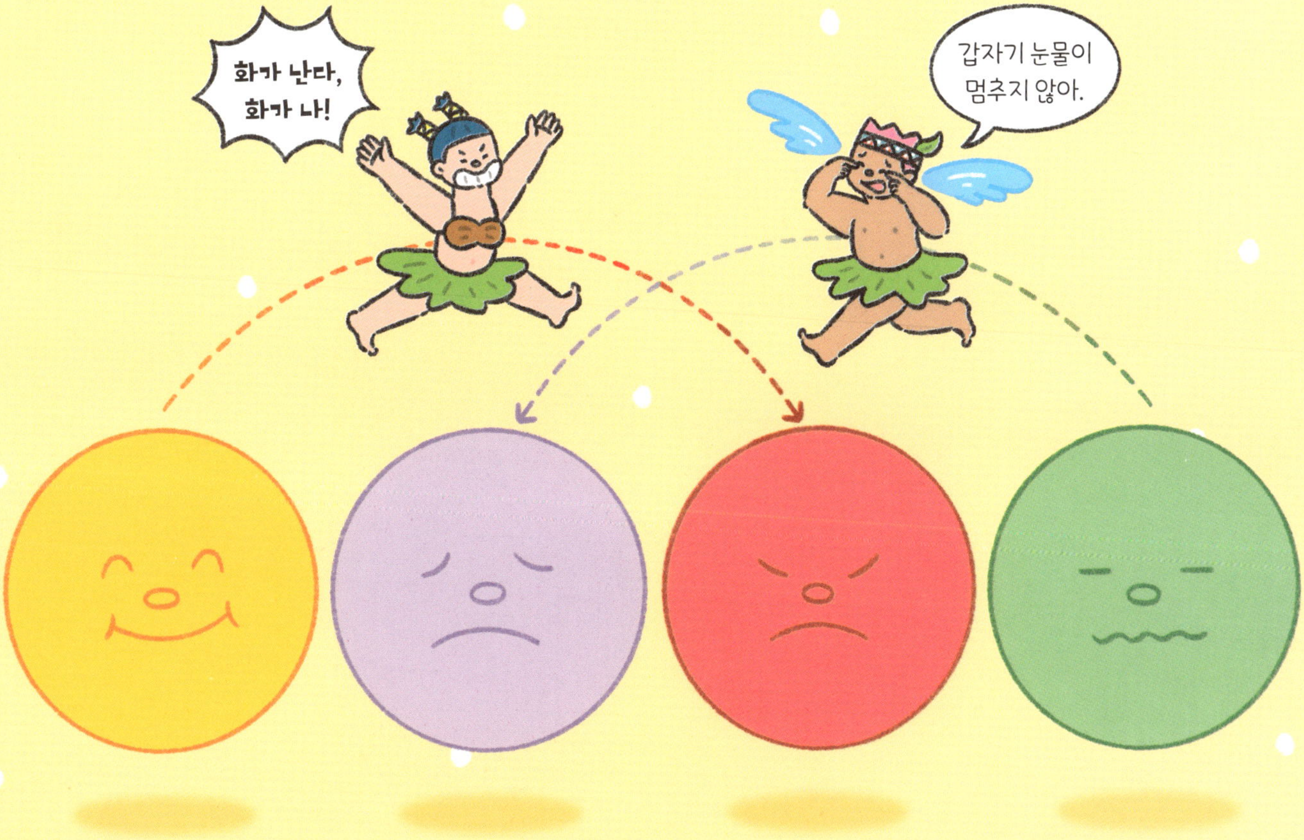

"화가 난다, 화가 나!"

"갑자기 눈물이 멈추지 않아."

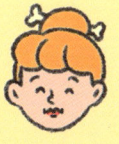
깔깔 웃으며 장난치던 삐삐가 갑자기 버럭 화를 내고, 아무렇지도 않던 또또가 어느새 눈물을 흘릴 때가 있지. 그런 모습을 보면 '도대체 왜 저러는 걸까?' 하는 생각이 들 수도 있어. 하지만 그 이유를 찾아보려고 해도 쉽지 않을 거야. 왜냐하면, 정답은 삐삐와 또또의 머릿속에 숨어 있거든.

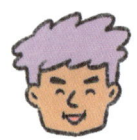 뇌는 여러 가지 부위에서 저마다 다른 일을 해. 그중, 감정과 관련된 역할을 하는 부분은 '편도체'와 '전두엽'이지. 편도체가 감정을 느끼고 반응하는 '감정 담당 본부'라면, 전두엽은 이러한 감정을 조절하고 충동을 참는 '생각 담당 본부'라고 할 수 있어.

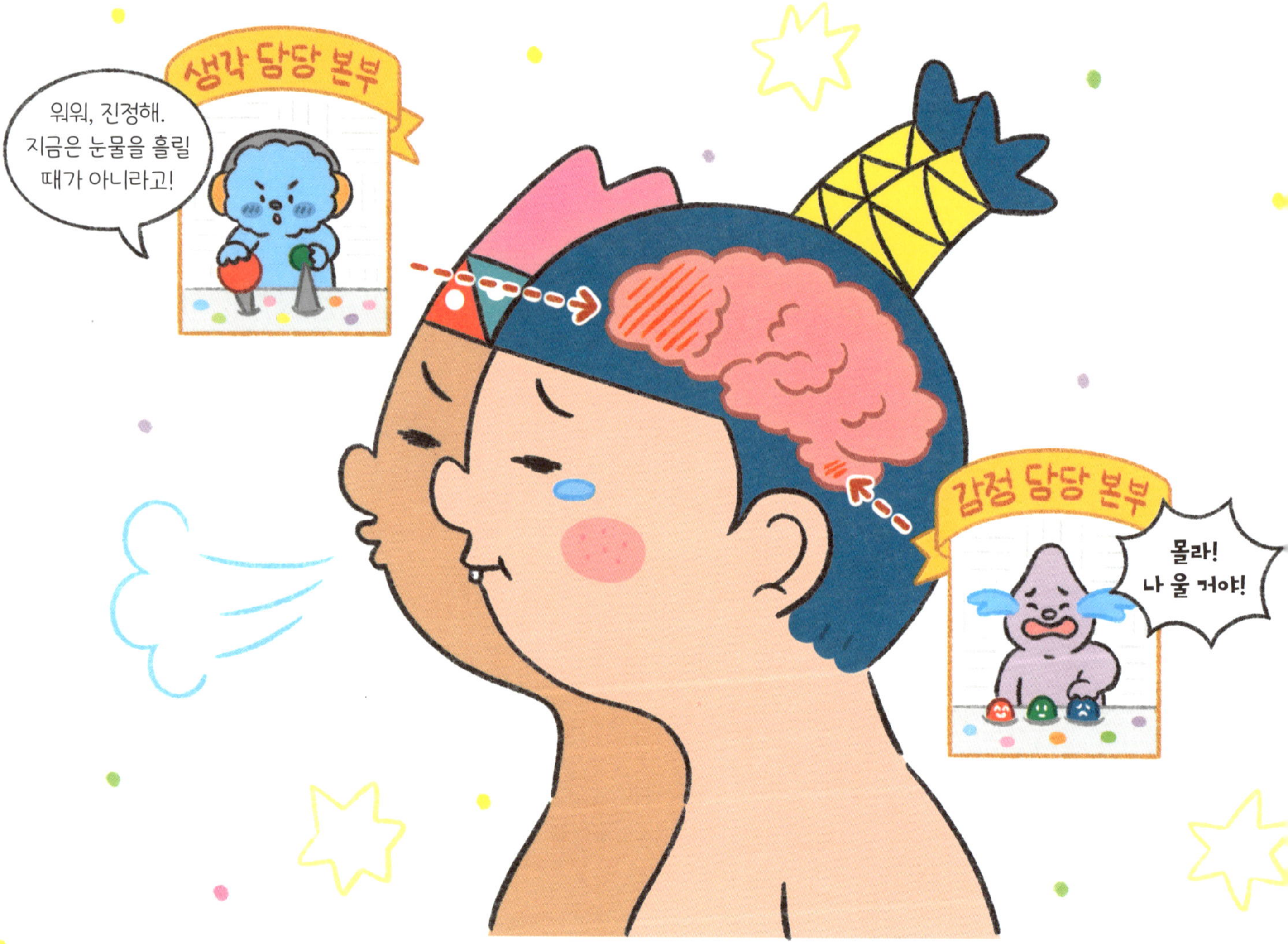

편도체는 우리를 울게 하고, 웃게 했다가, 확를 내게 만들기도 해. 변덕스러운 편도체를 전두엽이 다독여 주면 감정을 잘 다스릴 수 있지. 그런데 사춘기에는 전두엽이 덜 자란 상태라 제 역할을 충분히 해내지 못한단다. 편도체를 다독이기에 전두엽의 힘이 약한 거야. 그래서 삐삐와 또또의 기분이 자꾸 오락가락하는 거란다.

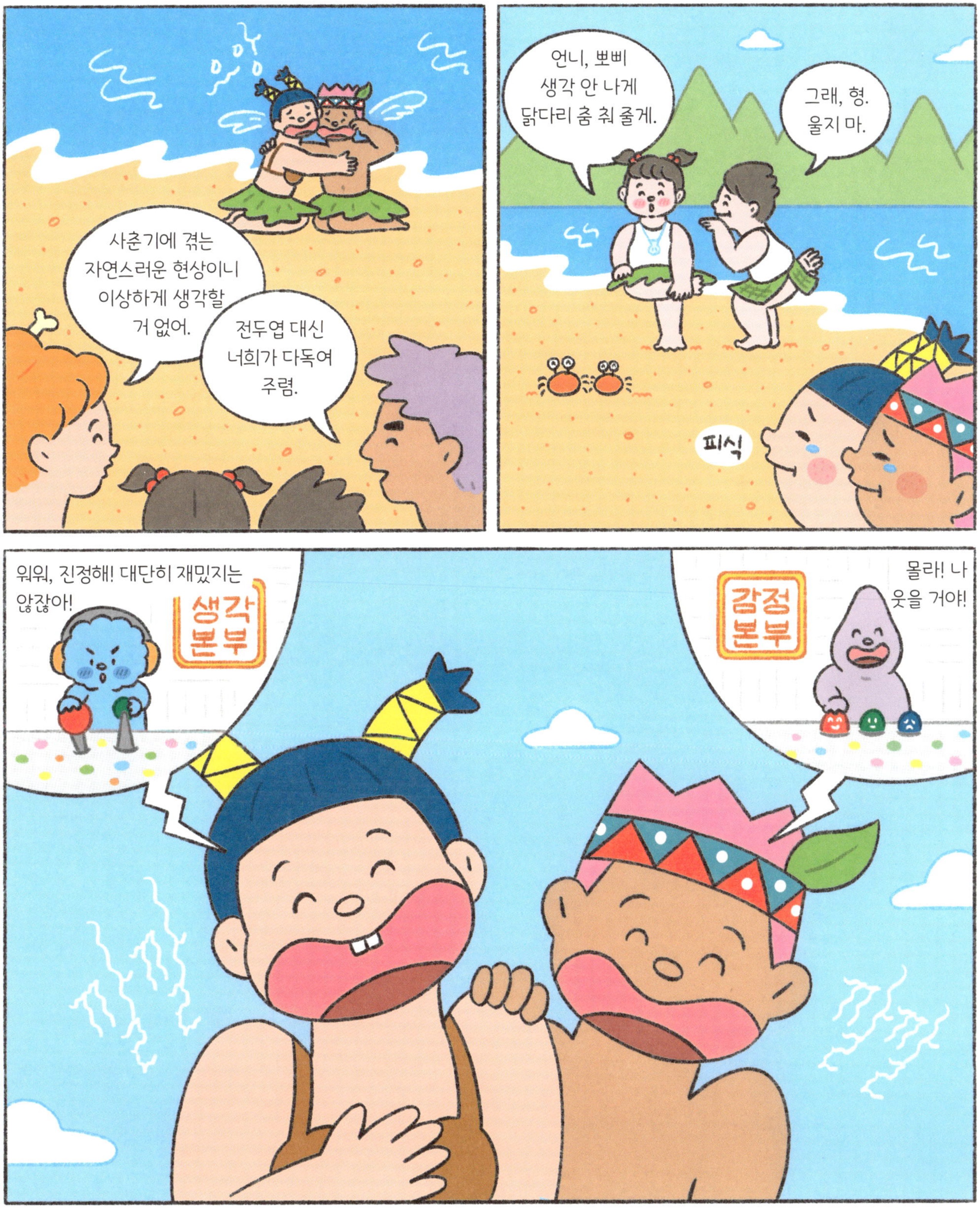

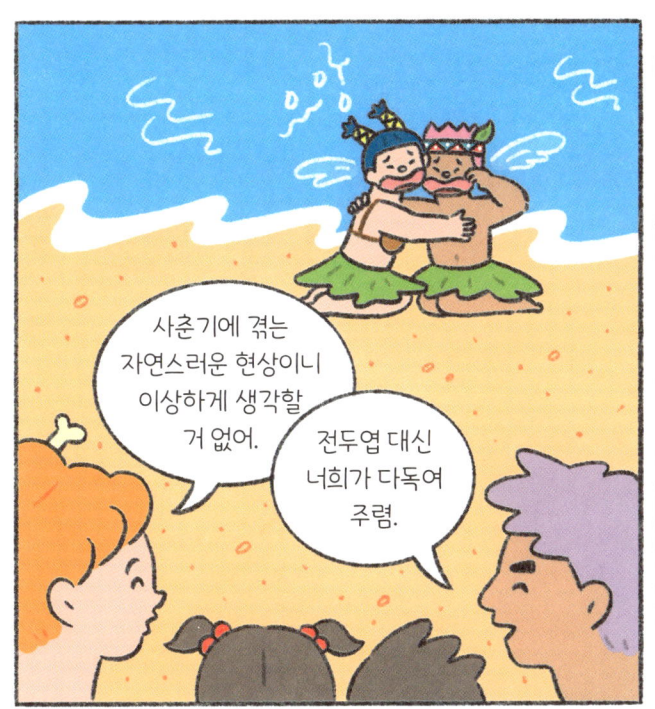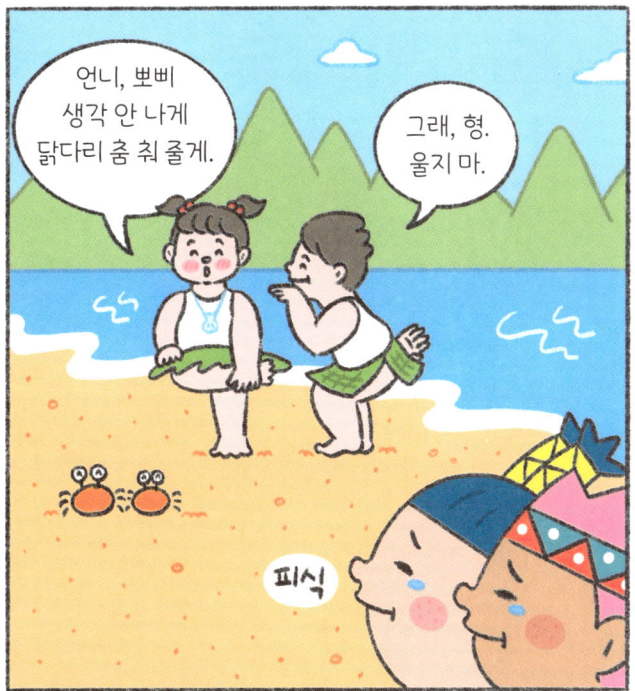

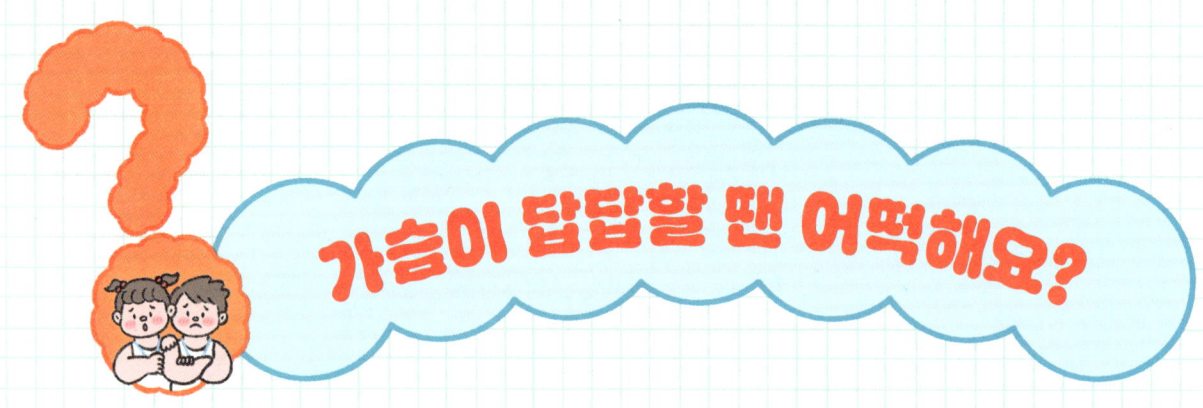

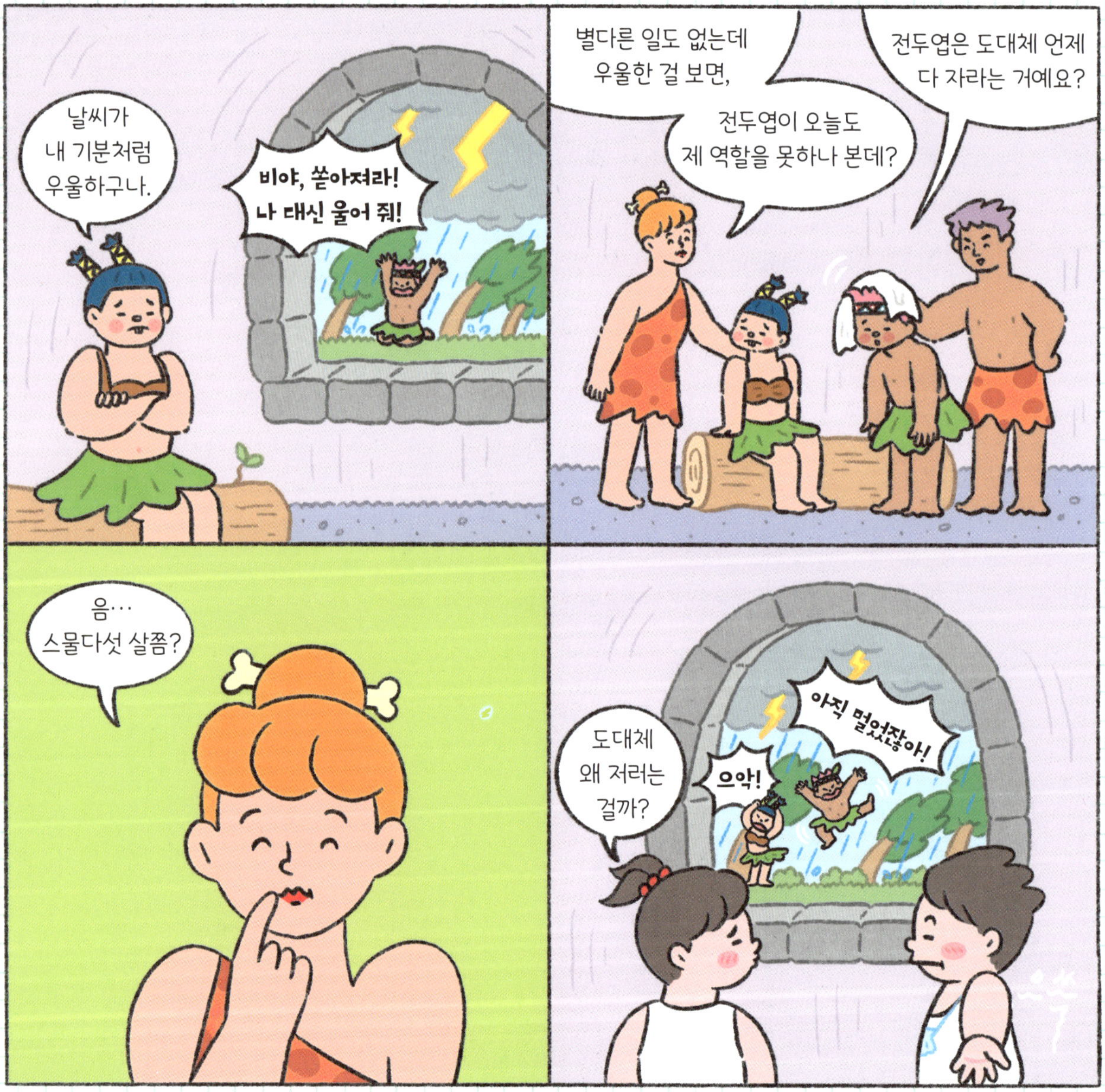

감정은 구름처럼 지나가

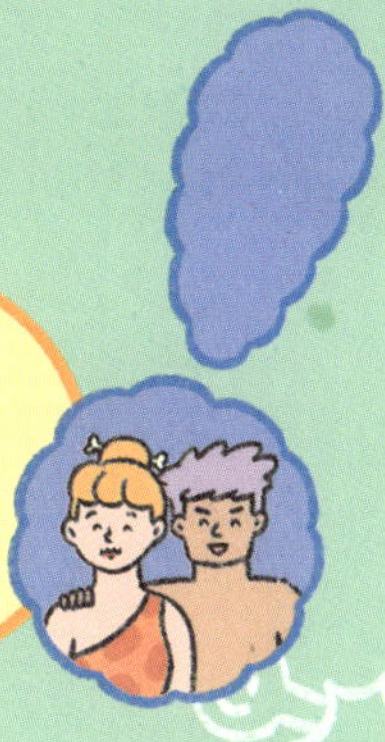

**감정은 날씨와 같아서 흐리기도 하고 맑기도 해.
결국은 모두 지나가니까 걱정하지 마.**

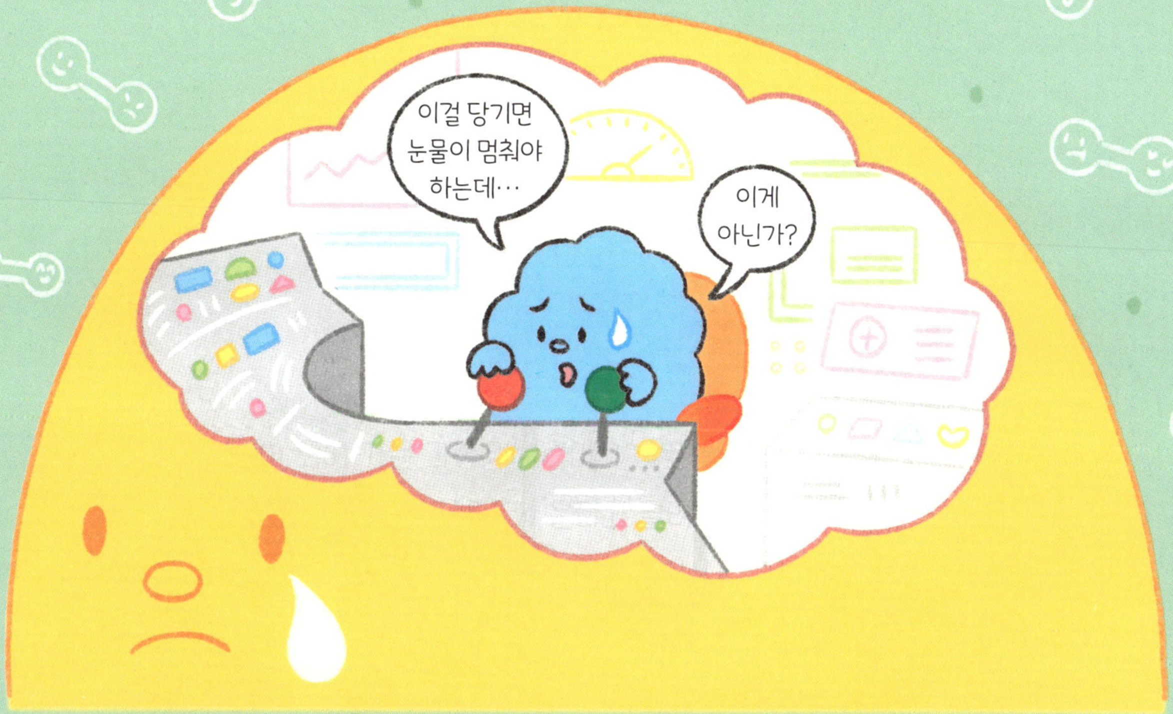

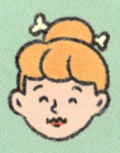
우리 뇌에는 수백억 개의 뇌세포가 얽히고설켜 있어. 생각 담당 본부인 전두엽은 이 복잡한 뇌를 조종해야 하지. 복잡한 기계를 다루려면 연습이 필요하듯, 전두엽도 제대로 된 실력을 발휘하려면 시간이 걸려. 전두엽이 실력을 천천히 쌓아 가는 동안, 우리는 감정을 조절하는 방법을 배워야 해.

기분을 바꾸는 신나는 3단계

1 가족 또는 친구와 신나게 수다를 떤다.

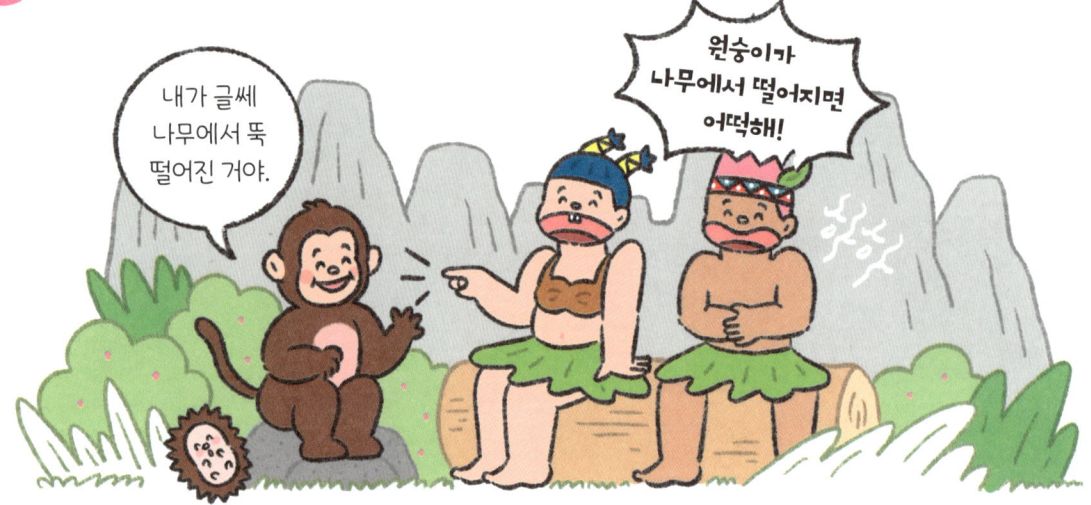

2 몸을 신나게 움직이며 땀을 흘린다.

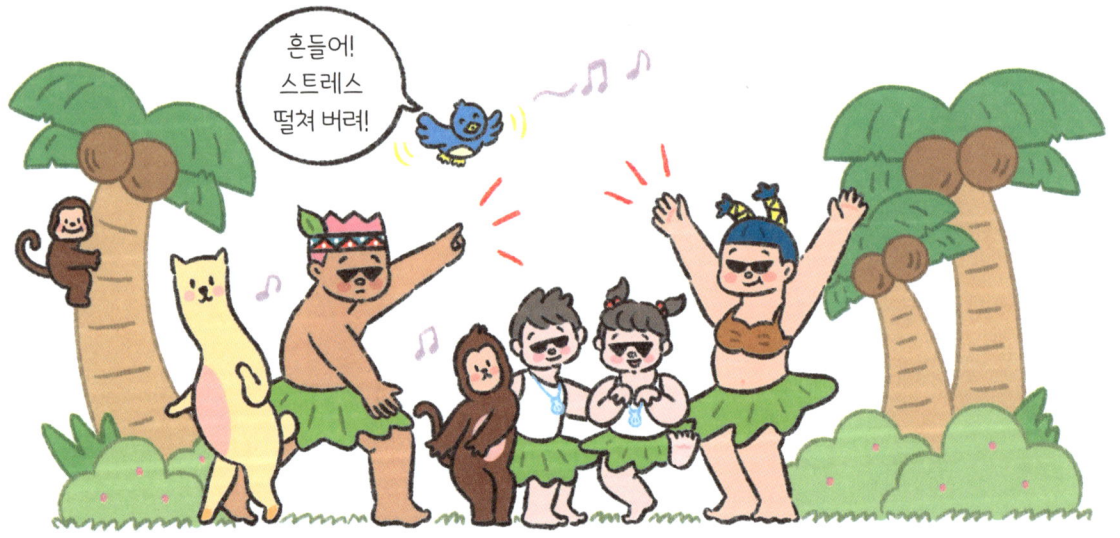

3 부정적인 생각을 긍정적으로 바꿔 본다.

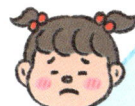 용돈이 부족해서 짜증 나. → 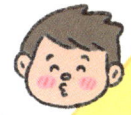 돈 관리하는 법을 배울 수 있는 기회야! 돈 내고도 배우기 어려운 걸 돈 받고 배우다니!

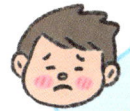 내일이 시험이라 걱정돼. → 시험이 내일모레였으면 이틀 동안 걱정할 뻔했어! 오늘 하루만 걱정하면 돼!

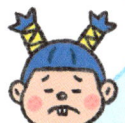 친구랑 싸워서 기분 나빠. → 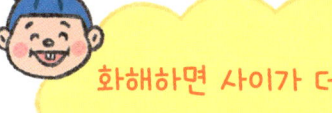 화해하면 사이가 더 좋아질지도 몰라! 비 온 뒤에 땅이 굳어진다잖아!

 성적이 떨어져서 우울해. →  부족한 과목이 뭔지 알게 됐어! 그 과목을 집중해서 공부하면 되겠어!

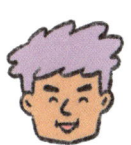 이런 방법을 시도해 보면 기분이 한결 나아질 거야. 하지만 시간이 지나면서 다시 울적해지거나 가슴이 답답할 수도 있어. 그럴 땐, 왜 자꾸 이런 기분이 드는지 마음을 깊이 들여다봐야 해. 바로 이때 '감정 일기'를 쓰면 큰 도움이 된단다.

감정 일기장

오늘 기분은 어때?
- 오전: 😊 ✓
- 오후: 😡 ✓

이걸 지켜야 기분이 좋아져

	YES	NO
잠자기	✓	
휴식		✓
식사	✓	
샤워	✓	

오늘 기분을 한 단어로 표현해 봐
- ☐ 행복해
- ✓ 짜증 나
- ☐ 즐거워
- ☐ 화가 나
- ☐ 우울해
- ☐ 혼자 있고 싶어
- ☐ 슬퍼
- ☐ 외로워

스트레스가 얼마나 쌓였을까?
⚡⚡⚡⚡⚡

어떤 일이 오늘 기분을 이렇게 만들었는지 이야기해 보자

아침에 일어났을 때는 기분이 엄청 좋았다.

커다란 새를 타고 하늘을 훨훨 나는 꿈을 꿨기 때문이다.

그런데 엄마가 수학 공부하라고 잔소리를 해서 짜증이 났다.

복잡하고 어려운 곱하기를 도대체 왜 배워야 하는 걸까?

> 감정 일기를 쓰면 어째서 그런 기분이 들었는지 알 수 있어.

> 머릿속을 어지럽히던 생각을 눈으로 확인할 수 있으니까 말이야.

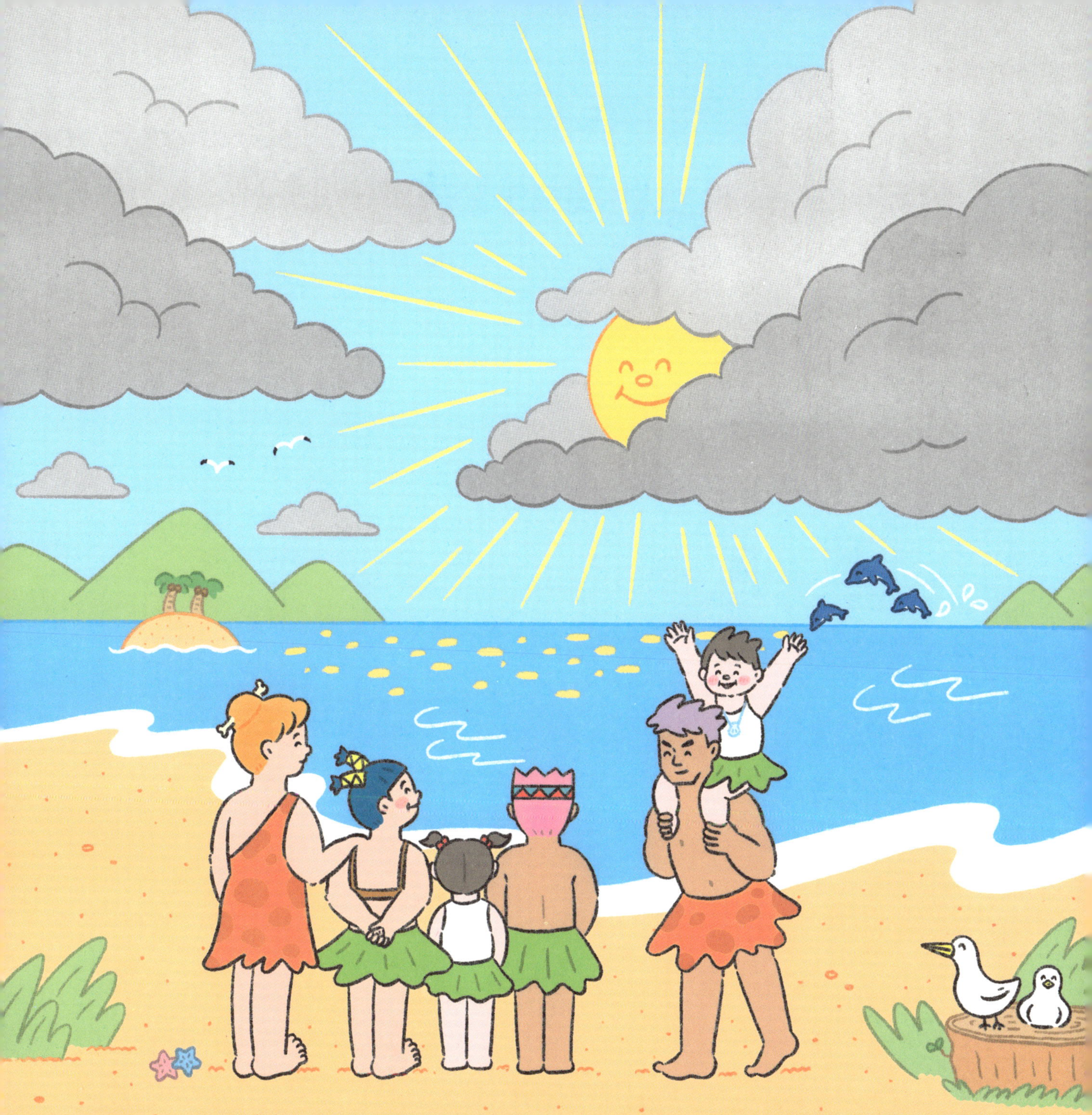

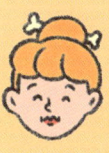 그렇게 하루하루 쌓인 감정 일기를 넘겨 보다 보면 깨닫게 될 거야. 우울한 기분은 영원하지 않다는 사실을 말이야. 감정은 구름처럼 지나가는 거야. 구름이 걷히면 햇살이 비추듯, 답답한 가슴도 머지않아 시원해질 수 있다는 사실을 기억해!

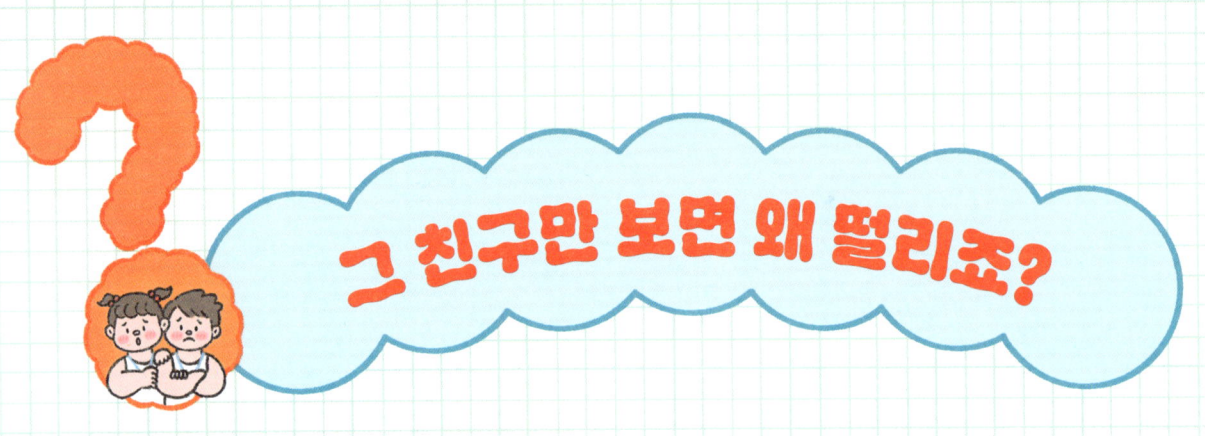

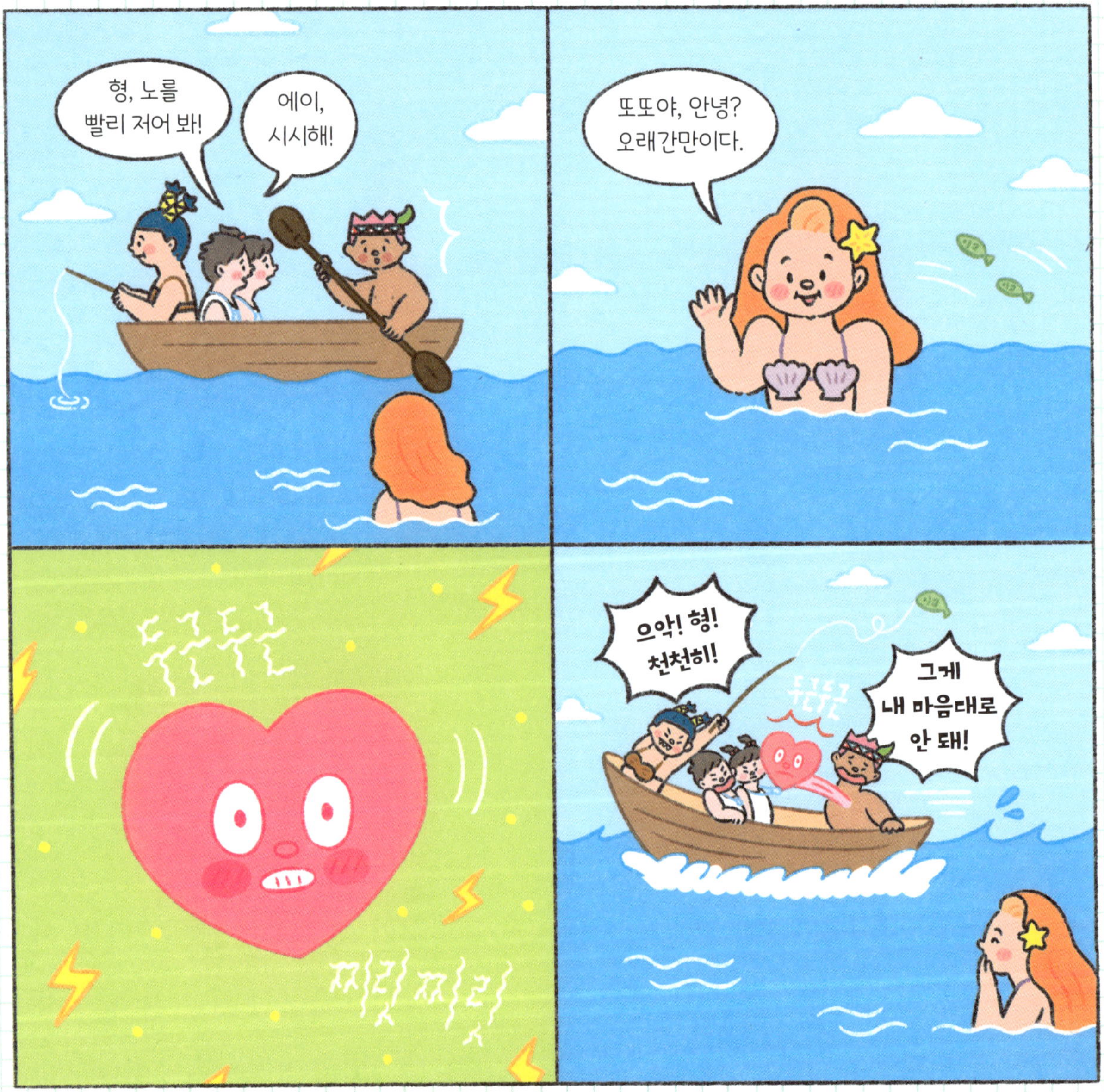

그건 바로 좋아하는 마음이야

누군가를 좋아하는 마음은
우리를 멋진 사람으로 만들어 주는 특별한 감정이야.

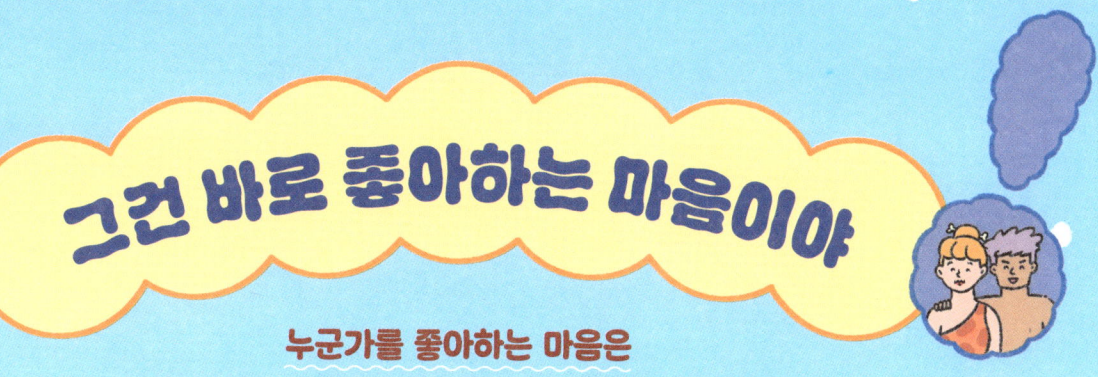

| 두근거림 | 얼굴 빨개짐 | 자꾸 생각남 |

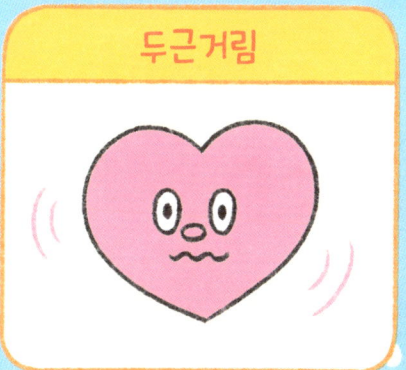 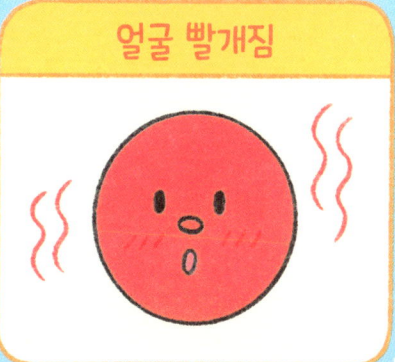 

| 행복함 | 숨가쁨 | 말을 더듬음 |

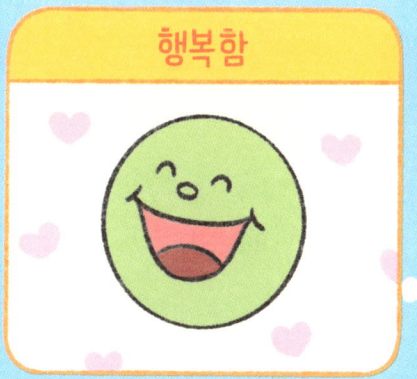 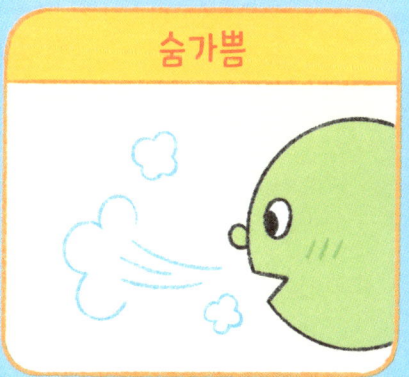 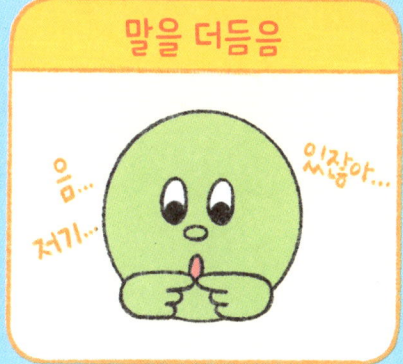

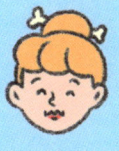 다른 친구를 볼 때는 아무렇지도 않은데, 그 친구만 보면 가슴이 두근거려서 어디가 아픈 건 아닐까 걱정된다고? 흐음, 병이라고 할 수도 있겠다. 상사병! 하지만 진짜 병은 아니니까 걱정하지 마. 그 친구를 좋아해서 나타나는 자연스러운 반응이거든.

사랑의 심부름꾼

도파민
좋아하는 친구를 떠올리면 행복한 기분을 느끼게 한다. 자꾸만 보고 싶어지는 것도 도파민 때문이다.

아드레날린
좋아하는 친구 앞에서 실수하지 않도록 긴장감을 느끼게 한다. 심장을 빨리 뛰게 만들어 가슴이 두근거린다.

옥시토신
좋아하는 친구와 함께 있을 때 포근한 기분을 느끼게 한다. 그래서 그 친구와 더욱 가까워지고 싶은 것!

기분 업! 찌릿! 사랑 뿜뿜!

좋아하는 친구를 보면 우리 뇌에서는 여러 가지 호르몬이 분비돼. 이 호르몬들은 좋아하는 마음을 느끼게 하는 사랑의 심부름꾼이란다. 이 심부름꾼들이 만들어 내는 행복함, 두근거림, 포근함과 같은 여러 느낌이 뒤섞여 '좋아한다'는 특별한 감정을 느끼게 되는 거야.

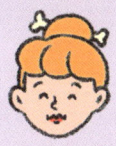 좋아하는 마음은 아름답고 신기한 감정이야. 누군가를 좋아하게 되면, 그 친구뿐만 아니라 세상 모든 것이 아름다워 보이거든. 또, 상대방을 소중히 여기고 배려하는 법을 저절로 깨닫기도 해. 더 신기한 건 뭔 줄 아니?

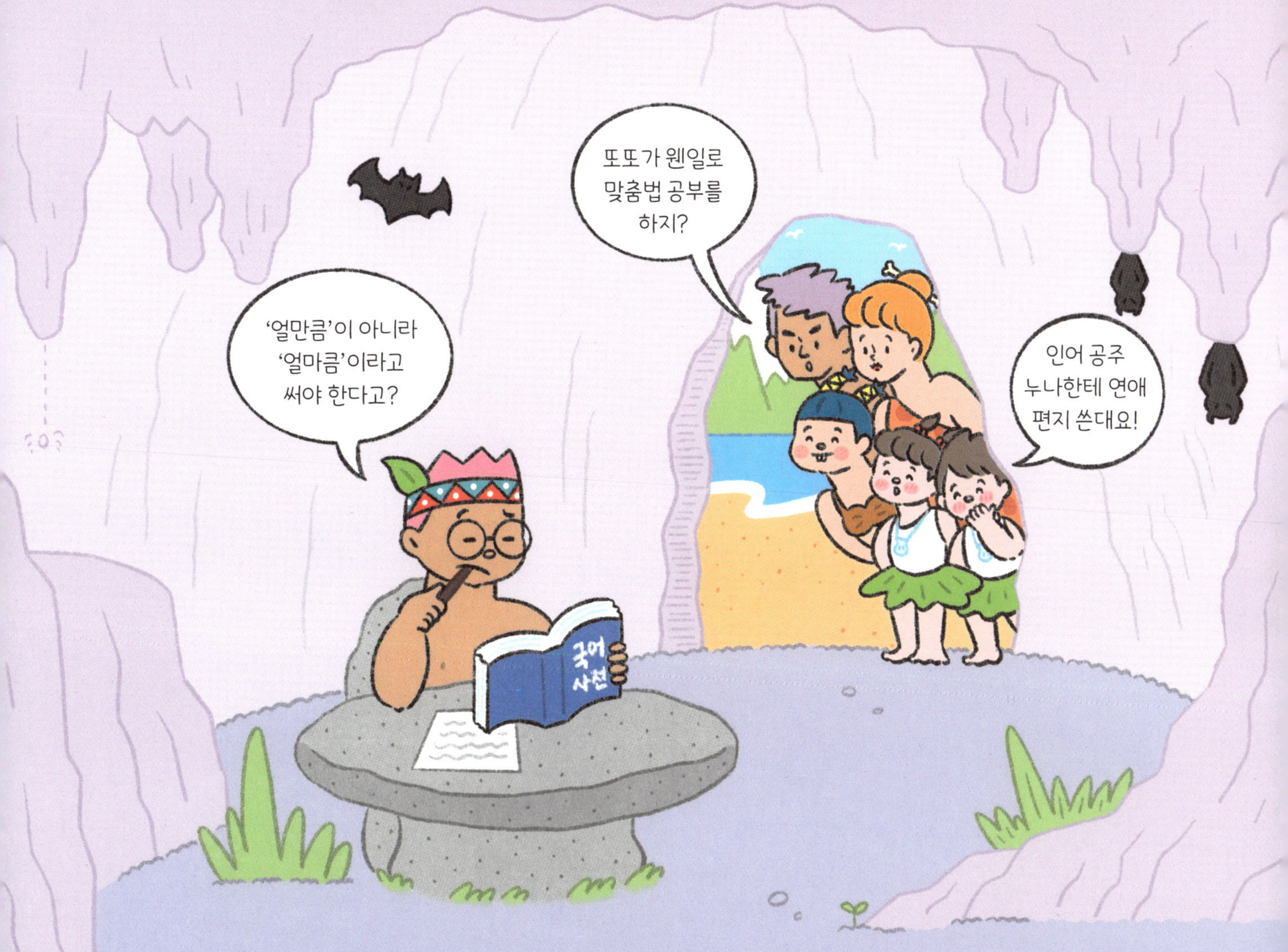

누가 시킨 것도 아닌데 공부도 운동도 더욱 열심히 하게 된다는 거야. 멋진 사람이 되어 그 친구에게 잘 보이고 싶으니까 말이야. 좋아하는 마음 덕에 어제보다 더 나은 내가 될 수 있는 거지. 이것보다 멋진 감정이 세상에 또 있을까? 그러니까 누군가를 좋아하는 마음, 소중히 간직해 줘!

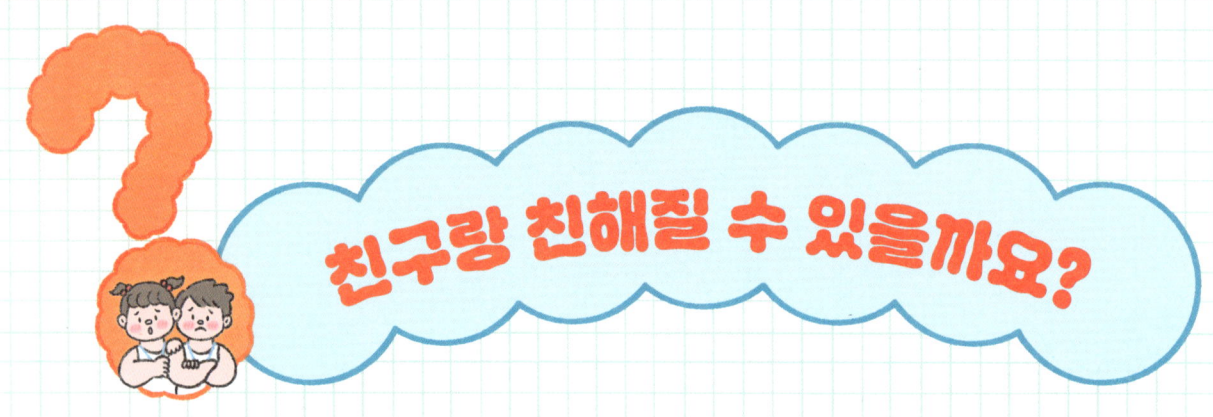

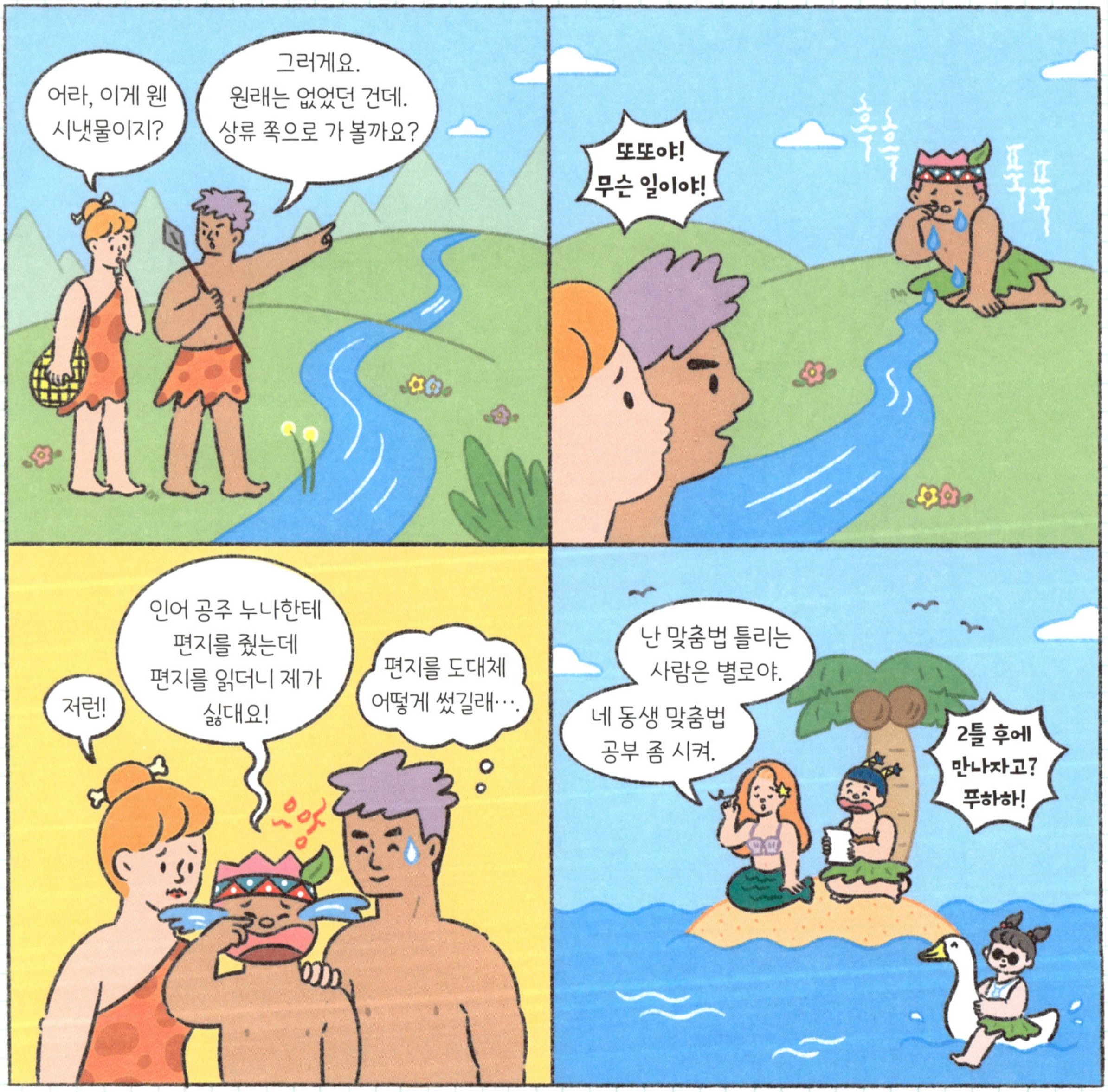

상대방의 마음도 중요해

좋아하는 마음은 소중하지만 상대방의 마음도 중요해.
서로를 존중할 때 아름다운 관계가 만들어지거든.

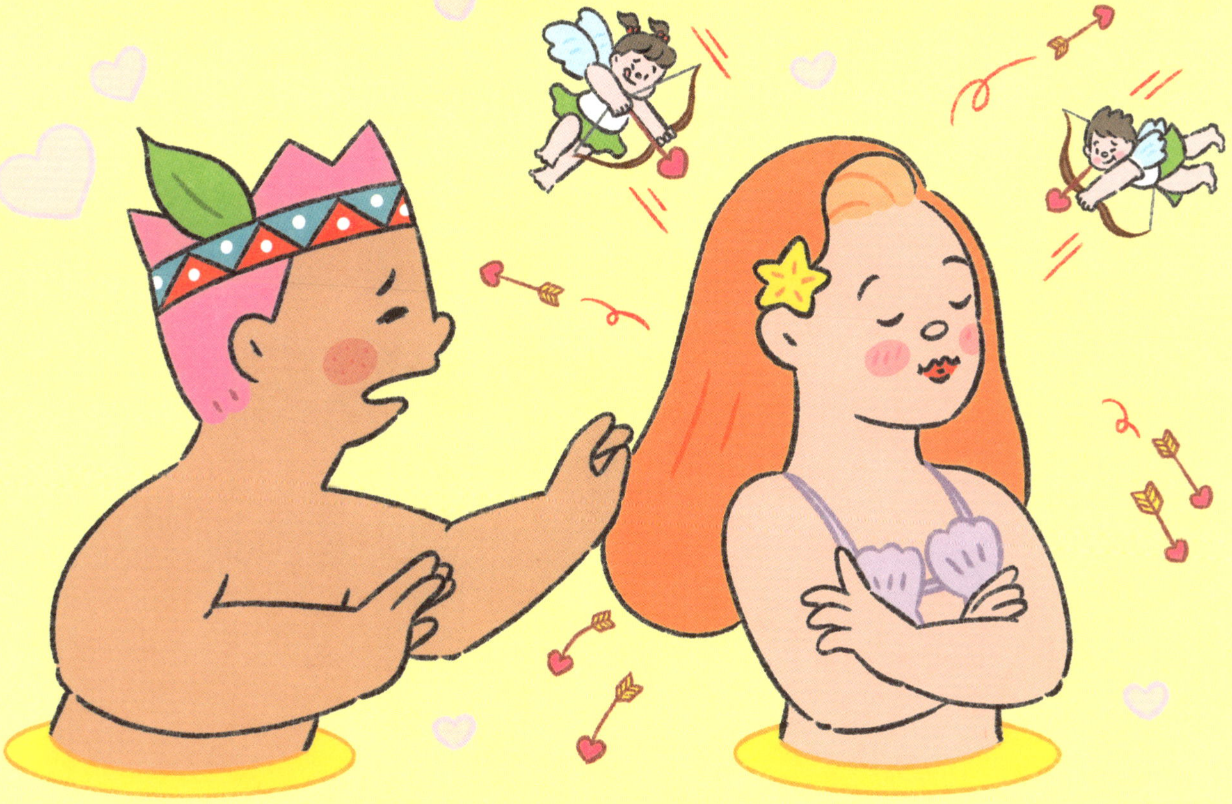

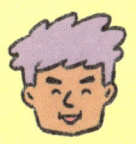
누군가를 좋아하게 되면 더 가까워지고 싶어져. 하지만 무작정 다가가면 사이가 어색해질 수 있어. 네가 진심으로 다가간다고 해도 말이야. 좋아하는 마음만큼 중요한 건 그 마음을 전하는 방식이야. 서로 기분 좋게 지내려면, 해도 좋은 행동과 조심해야 할 행동을 잘 아는 게 중요해.

친구와 친해지기 위한 행동

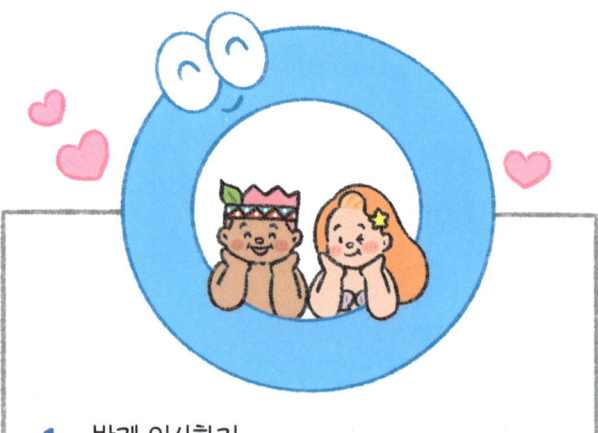

1. 밝게 인사하기
2. 잘했을 때 박수 쳐 주기
3. 어려운 상황일 때 도와주기
4. 친구가 좋아하는 것에 관심 보이기
5. 기분이 어떤지 물어보기
6. 싫다고 하면 바로 멈추기
7. 비밀 지켜 주기
8. 친구 말에 귀 기울이기
9. 함께 재미있는 활동 하기
10. 생일 챙겨 주기

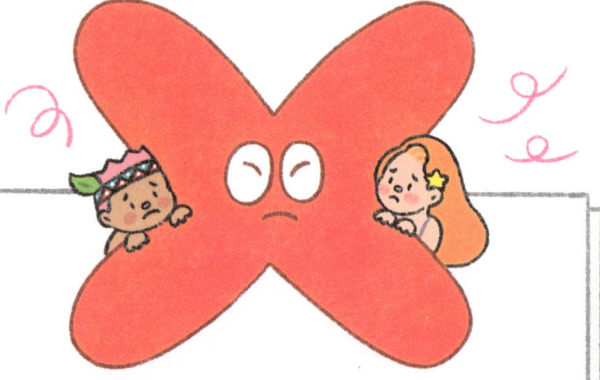

1. 허락 없이 손 잡거나 껴안기
2. 싫다는데 자꾸만 장난치기
3. 친구의 물건 마음대로 만지기
4. 좋아해 달라고 조르기
5. 연락을 자주 하고 답을 재촉하기
6. 싫다고 해도 계속 따라다니기
7. 친구의 비밀 소문내기
8. 내 이야기만 실컷 하기
9. 나랑만 놀자고 하기
10. 친구들 앞에서 놀리기

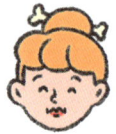

친구에게 조심스럽게 다가가도 그 친구가 나를 좋아하지 않을 수 있어. 그건 너의 잘못이 아니야. 그저 사람마다 마음이 다르기 때문이지. 친구에게 거절 당하면 마음이 무척 아플 거야. 그럼에도 상대의 뜻을 존중하고 한발 물러날 줄 아는 것, 그것이 진짜 멋진 행동이란다.

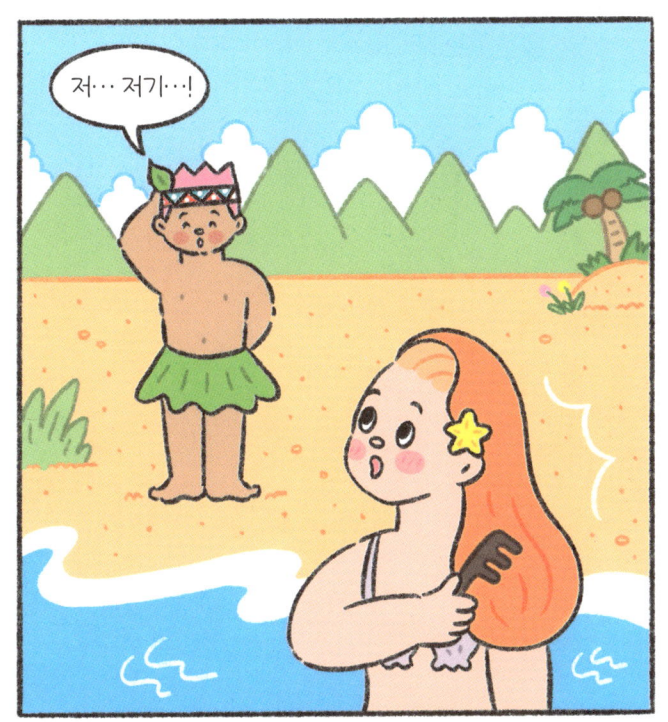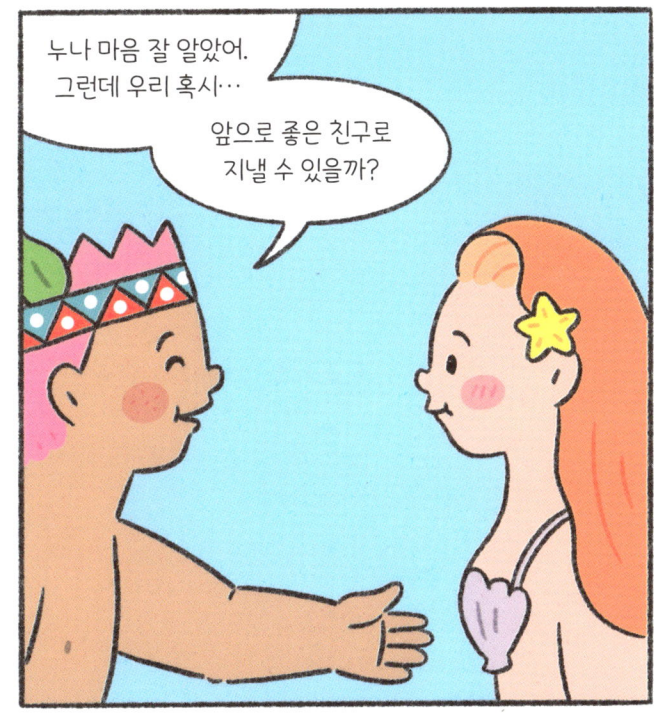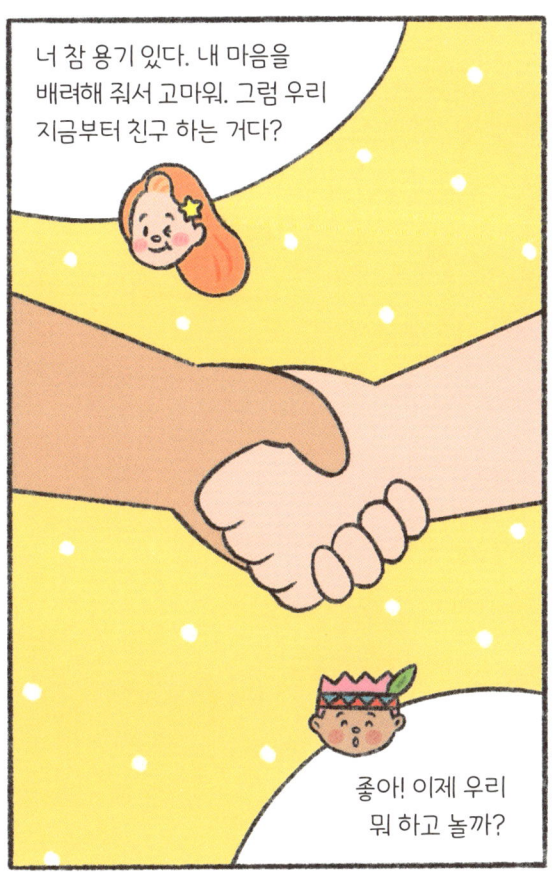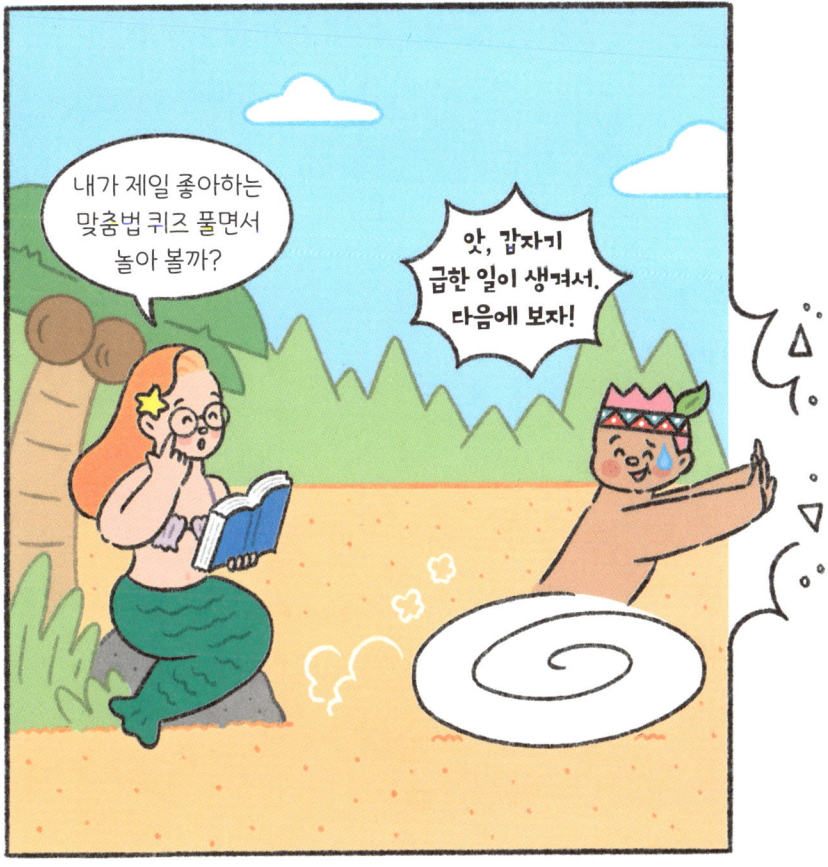

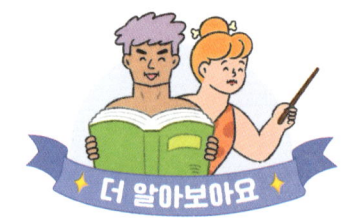

우정과 사랑을 경험하는 시기

'질풍노도'라는 말을 들어본 적 있나요? 몹시 빠르게 부는 바람과 무섭게 소용돌이치는 물결을 뜻하지요. 그래서 감정이 오락가락하는 사춘기를 '질풍노도의 시기'라고 부르기도 해요. 사춘기가 되면 기분이 좋았다가 금세 우울해지기도 하고, 슬픔에 잠겨 있다가 언제 그랬냐는 듯 깔깔 웃기도 하거든요. 뇌에는 감정을 조절하는 '전두엽'이라는 부위가 있는데, 사춘기에는 전두엽이 아직 덜 자란 상태라 이런 일이 일어난답니다.

감정 조절이 마음대로 되지 않다 보니 친구에게 질투가 나거나 짜증을 내기도 해요. 친구도 나에게 똑같이 행동할 수도 있고요. 그러다 보면 서로에게 오해가 생기게 되지요. 그럴수록 마음속에 담아 둔 말을 솔직하게 털어놓아야 해요. 표현하지 않으면 알 수 없거든요. 친구에게 속마음을 고백하는 일이 쉽지 않겠지만, 오해를 풀고 나면 우정은 더욱더 깊어질 거예요.

사춘기가 되면 이성 친구에게 설레는 마음이 생기기도 해요. 누군가를 좋아하는 건 자연스러운 감정이니 부끄러워하지 않아도 괜찮아요. 하지만 갑작스럽게 다가가면 안 돼요. 내 마음만큼 상대방의 마음도 중요하기 때문이지요. 시간을 두고 천천히, 서로의 마음을 자세히 들여다봐야 해요. 이성 친구의 마음을 이해하는 건 어려운 일이지만, 방법을 익힌다면 좋은 관계를 유지할 수 있답니다.

이성 친구에게 다가가는 방법

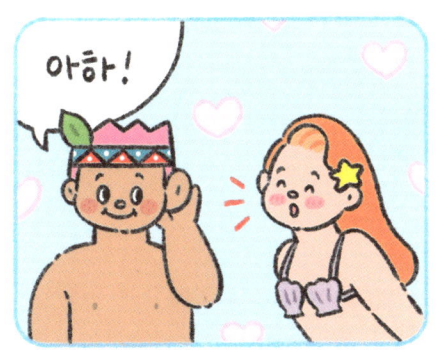

1. 좋아하는 마음, 이렇게 표현해 봐

무턱대고 "나랑 사귀자!" 하고 말하는 대신 이성 친구의 이야기에 귀 기울여 보세요. 그러면 무엇을 좋아하는지, 어떤 걸 싫어하는지 알 수 있어요. 이성 친구가 좋아하는 일을 함께하고 싫어하는 일을 하지 않으면 자연스럽게 가까워질 수 있어요. 상대방을 귀중하게 여기는 마음, 이것을 '존중'이라고 해요.

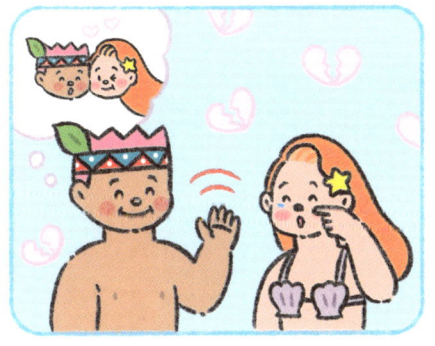

2. 헤어질 때도 예의를 지키자

이성 친구와 만나다 보면 헤어지고 싶은 마음이 생길 수도 있지요. 서로를 사귈 때 존중해 주었던 것처럼 헤어질 때도 예의를 지켜야 해요. 상대방의 마음이 아프지 않도록 상처 주는 말을 하지 않고, 따뜻한 작별 인사로 마무리하는 게 좋아요. 행복한 추억을 만들어 준 상대방에게 지켜야 할 예의랍니다.

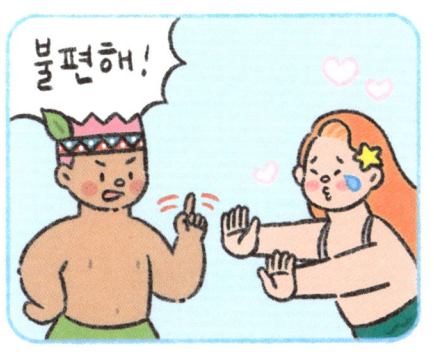

3. 이성 친구가 괴롭게 한다면

이성 친구와 헤어졌는데도 계속 연락하거나 따라다니는 등 자꾸 못살게 구는 경우가 있어요. 나를 존중하지 않는 상대방에게는 단호하게 말해야 해요. "네가 연락하는 거 불편해!" "나를 괴롭히지 말아줘!" 하고 말이지요. 그래도 이성 친구의 행동에 변화가 없다면 믿을 수 있는 어른에게 도움을 요청하세요.

사랑과 생명 탄생의 비밀

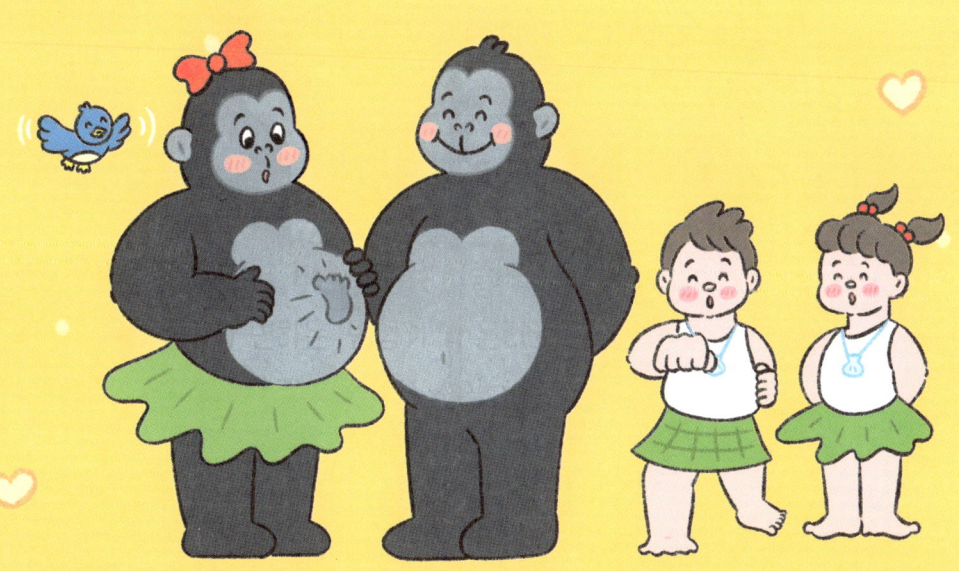

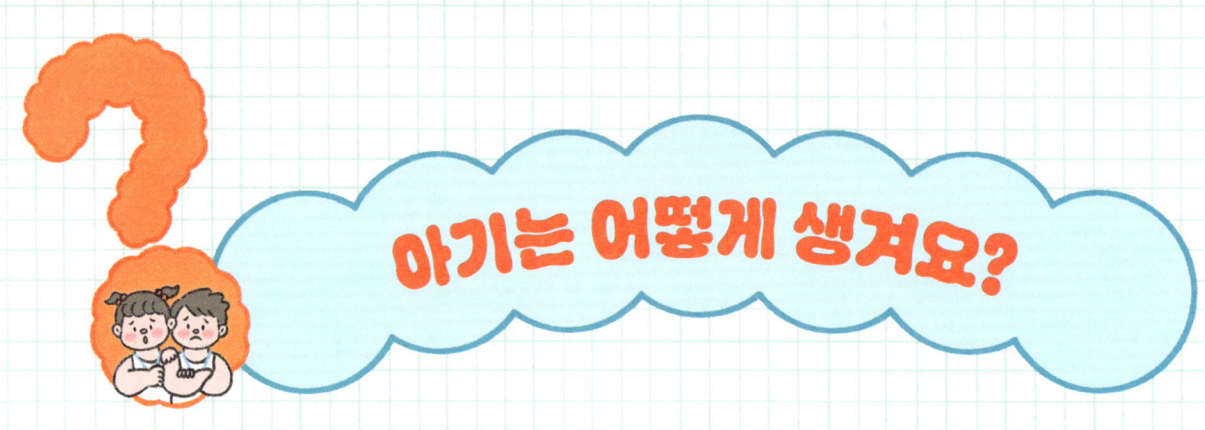

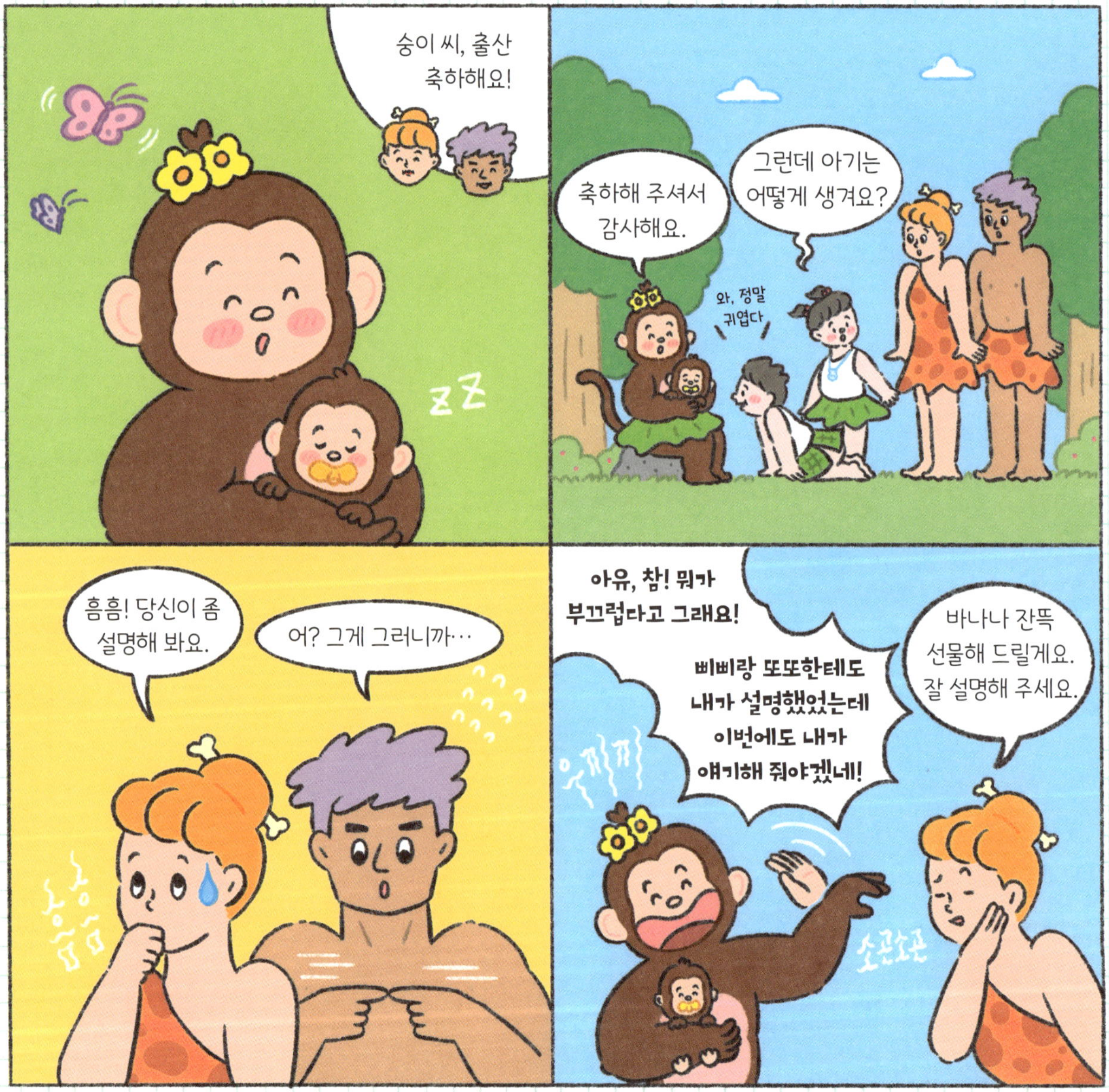

정자와 난자가 만나야 해

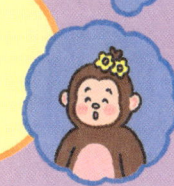

아기는 남자와 여자가 몸으로 사랑을 나누면 생겨.
그건 어른들만의 소중하고 특별한 순간이야.

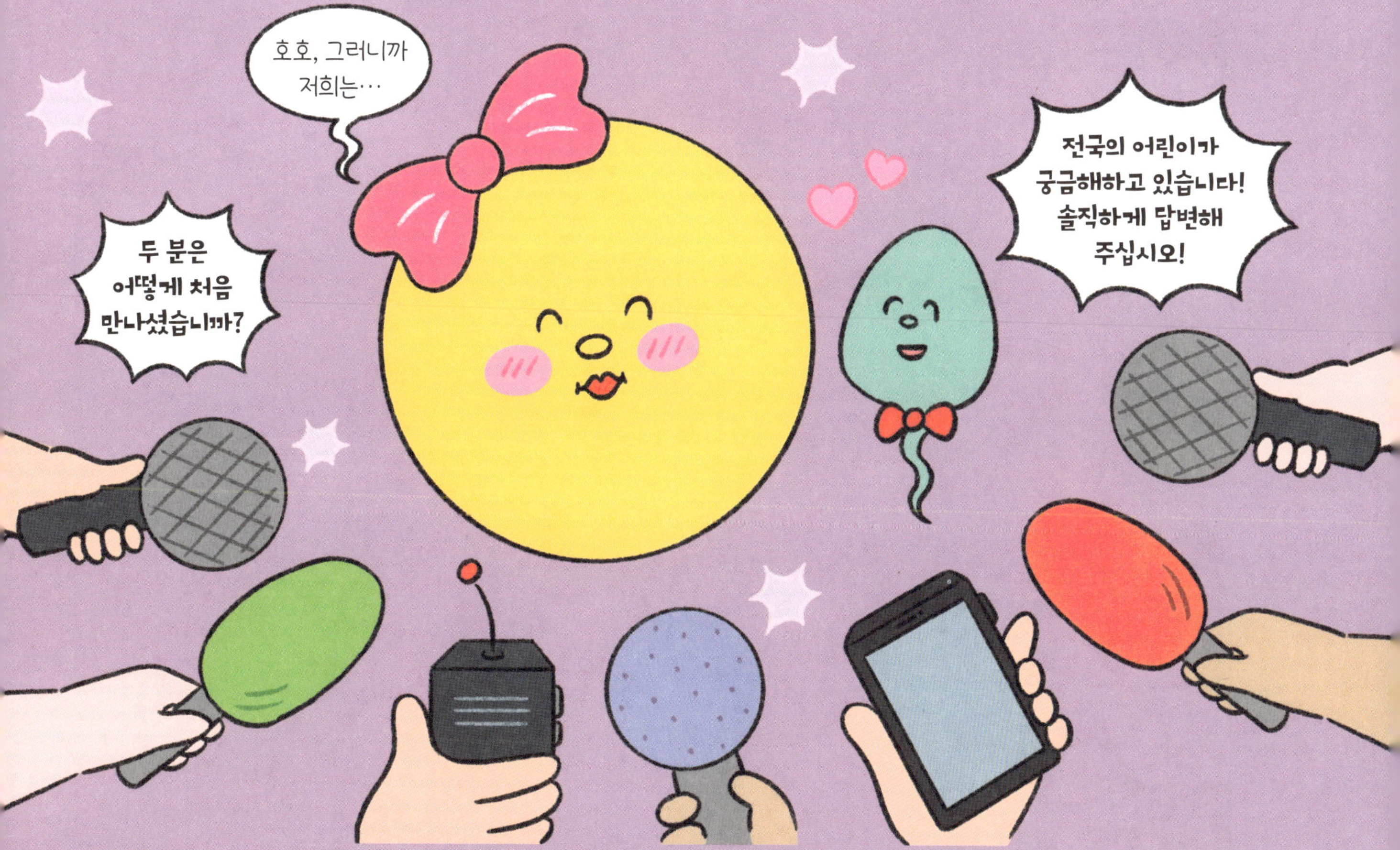

> 호호, 그러니까 저희는…

> 두 분은 어떻게 처음 만나셨습니까?

> 전국의 어린이가 궁금해하고 있습니다! 솔직하게 답변해 주십시오!

 삐삐와 또또가 '난자'와 '정자'에 대해 설명해 준 거 기억하고 있니? 난자와 정자가 만나면 아기의 씨앗이 되는 '수정란'이 만들어진단다. 그런데 여자 몸속에 있는 난자와 남자 몸속에 있는 정자가 어떻게 만나는지 생각해 본 적 있니?

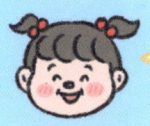 저 알아요! 입을 맞추면 되는 거죠?

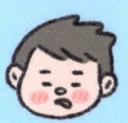 아냐, 그게 아니라 배꼽끼리 닿아야 하는 거야!

 땡! 둘 다 틀렸어. 힌트를 줄게. 정자가 들어 있는 정액이 어디서 나온다고 했지?

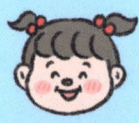 소변과 같은 길을 통해 몸 밖으로 나와요!

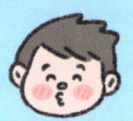 소변은 음경 끝에서 나오니까 정액도 거기에서 나오는 거죠?

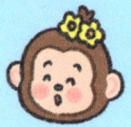 맞아. 그렇다면 난자는 어디에 있다고 했지?

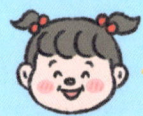 여자의 몸 속에 있어요!

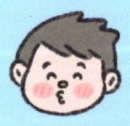 난소에 있다가 한 달에 한 번씩 자궁 쪽으로 이동하는 거죠?

 정답이야. 이제 잘 생각해 봐. 정자와 난자가 만나려면 어떻게 해야 할까?

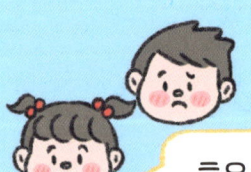 흐음… 잘 모르겠는데….

 음경과 음부가 만나야 해.

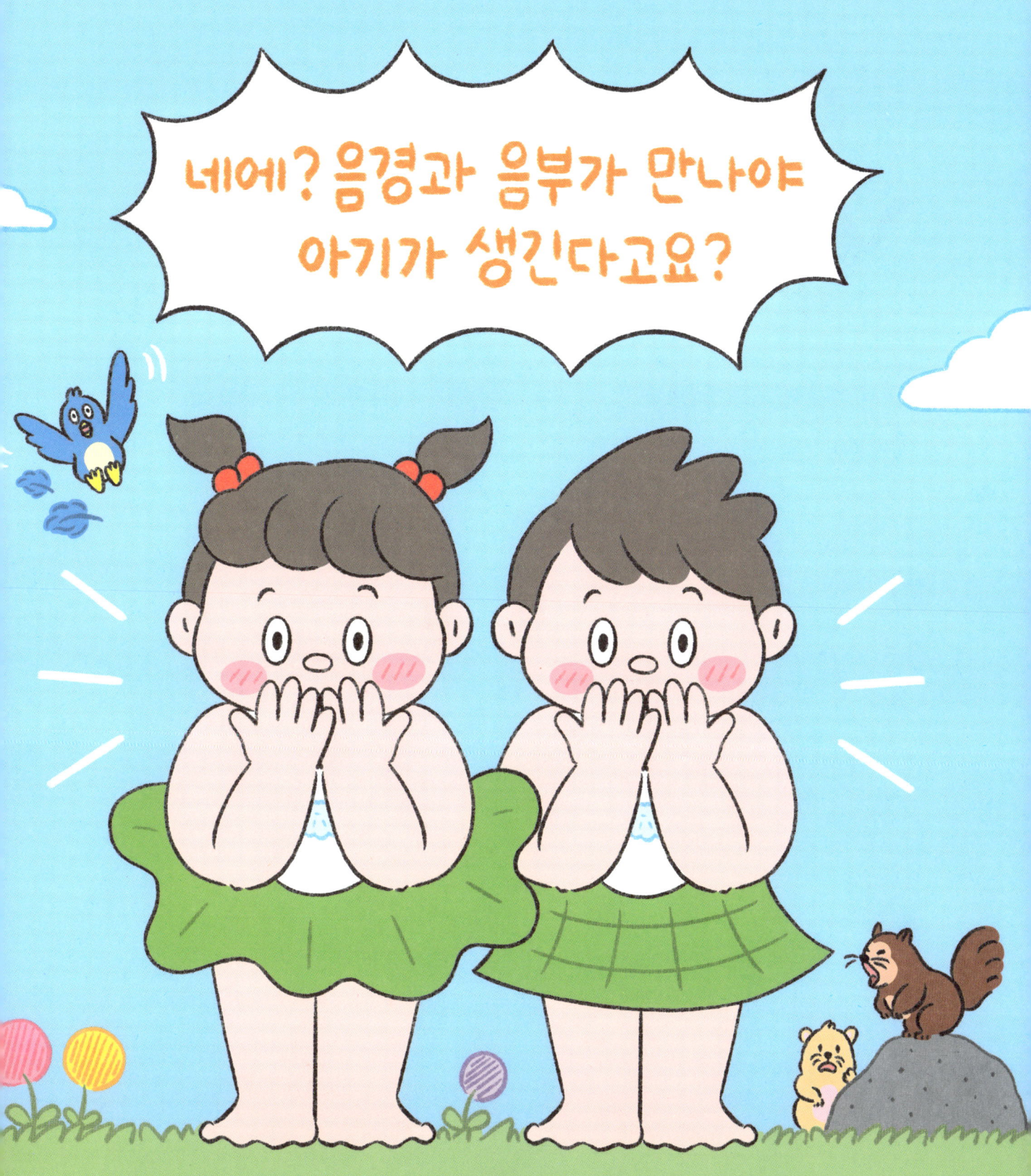

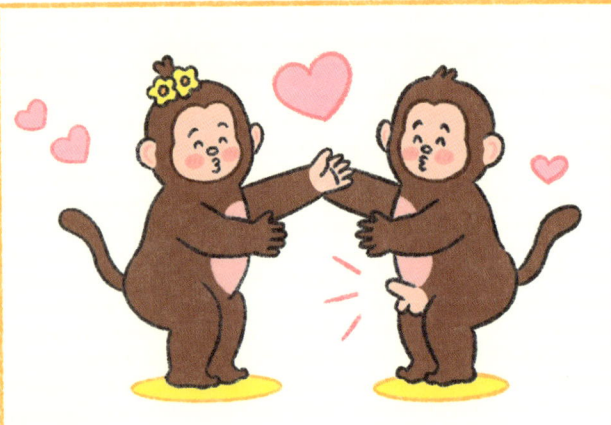

1. 가슴이 콩닥거리는 순간

여자와 남자가 서로 사랑하면 꼭 껴안고 싶어져. 이때, 남자의 음경이 단단해지는데 이걸 '발기'라고 해.

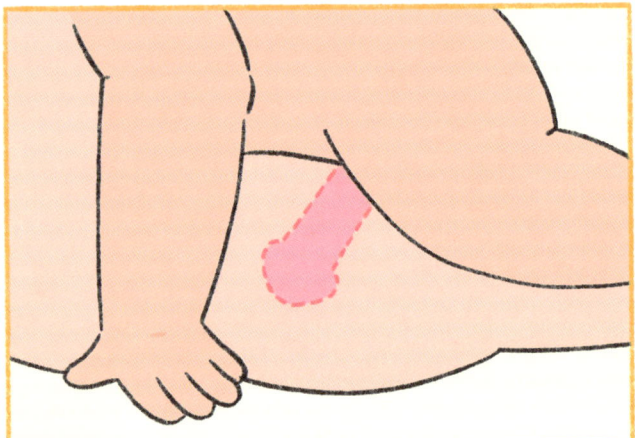

2. 몸이 하나가 되는 순간

단단해진 음경은 여자의 음순을 거쳐 '질'이라는 통로로 들어가. 이걸 '성관계'라고 한단다.

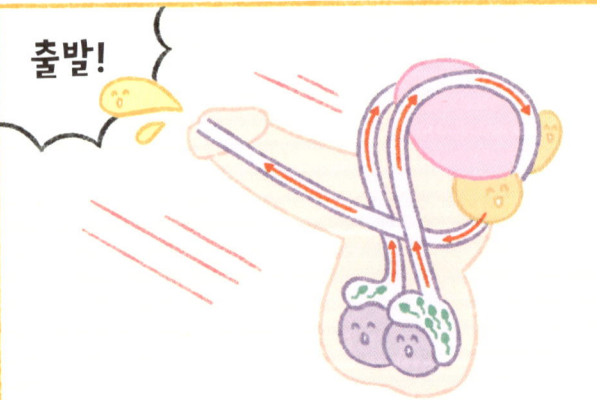

출발!

3. 정자가 출발하는 순간

성관계를 하다 보면, 정자가 들어 있는 정액이 음경에서 나와. 이걸 '사정'이라고 한다는 거, 기억하지?

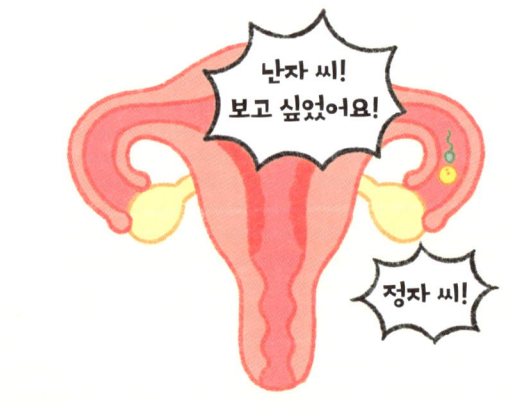

난자 씨! 보고 싶었어요!

정자 씨!

4. 생명이 시작되는 순간

정자는 열심히 헤엄쳐서 난자를 찾아가. 그렇게 정자와 난자가 만나 아기 씨앗이 되는 걸 '수정'이라고 해.

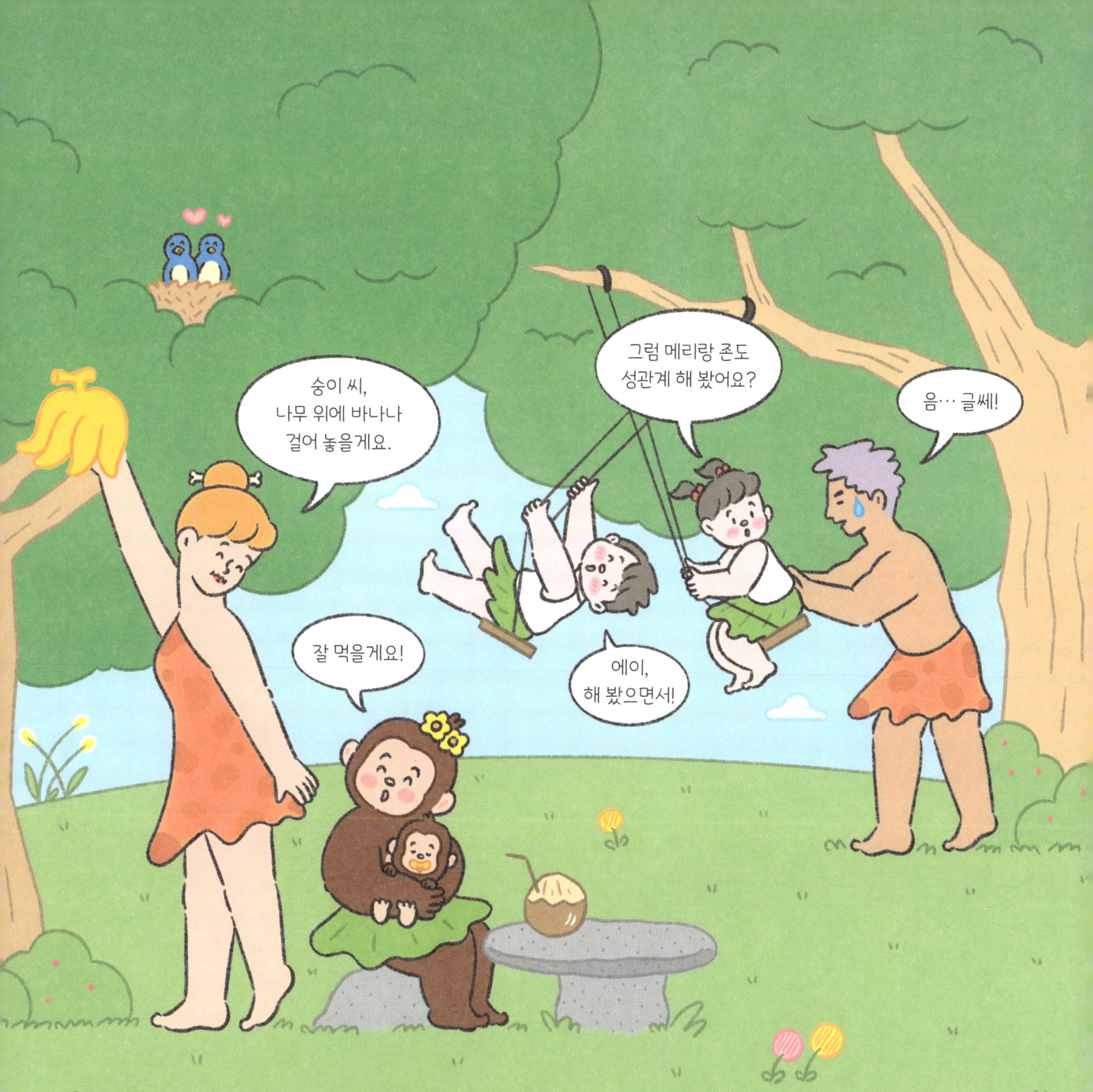

아기를 갖는 건, 사랑하는 남자와 여자가 둘만의 공간에서 함께 나누는 특별한 일이야. 그래서 너희가 "아기는 어떻게 생겨요?" 하고 물으면 어른들은 비밀이라도 들킨 것처럼 화들짝 놀라곤 하지. 마음 넓은 너희가 어른들을 너그럽게 이해해 주렴.

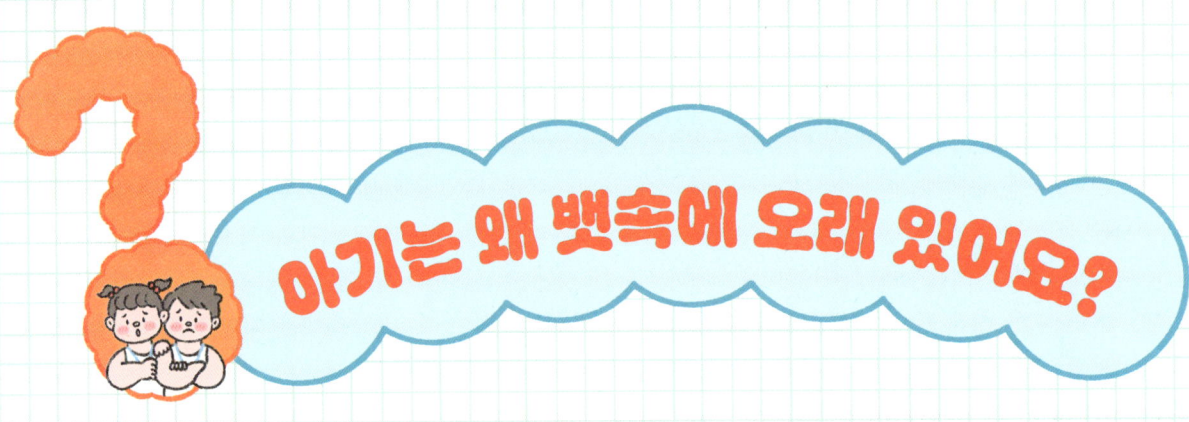

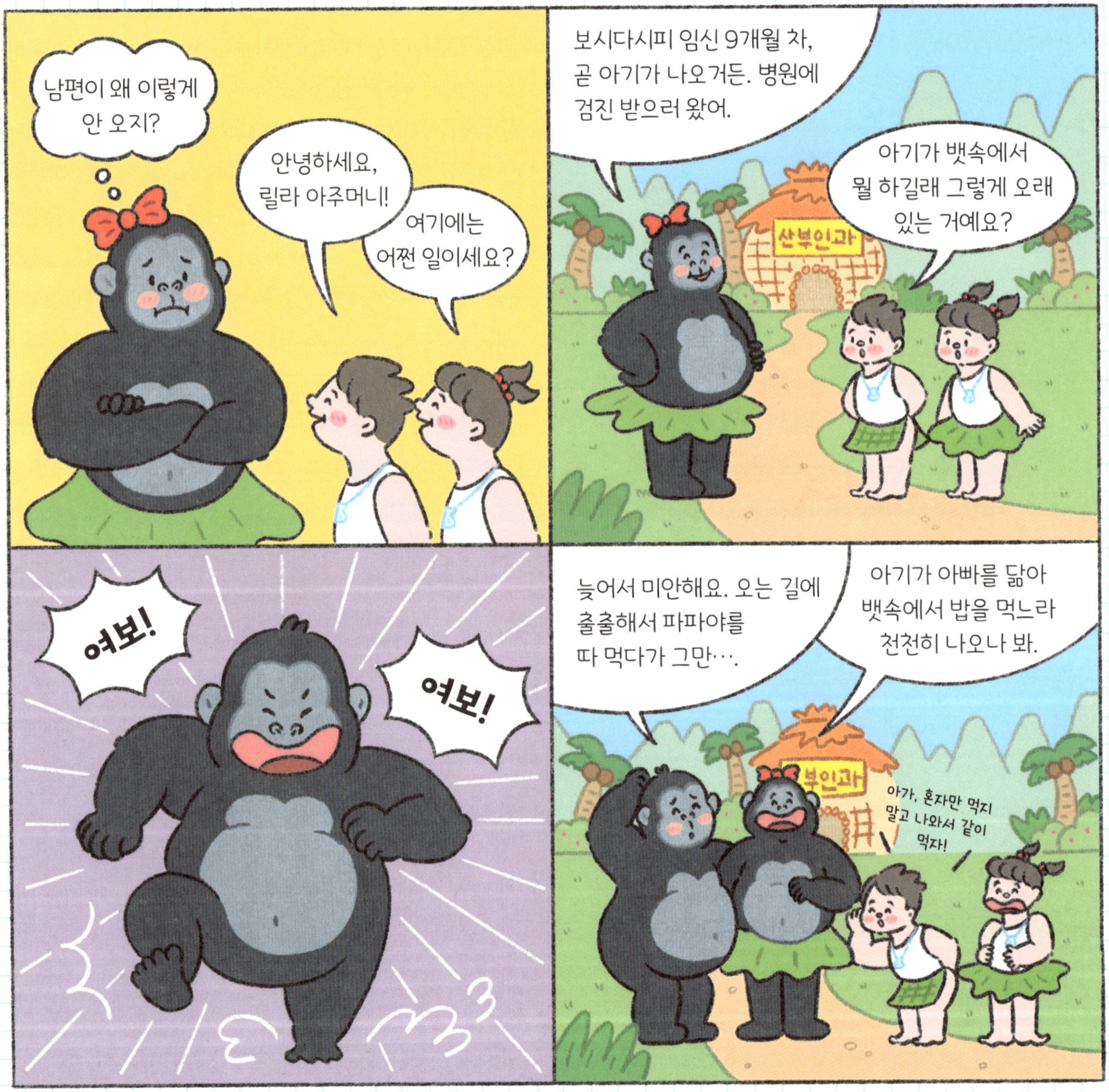

세상에 나올 준비를 하는 거야

자그마한 아기 씨앗이 사람으로 자라나기까지는
열 달이라는 긴 시간이 필요해.

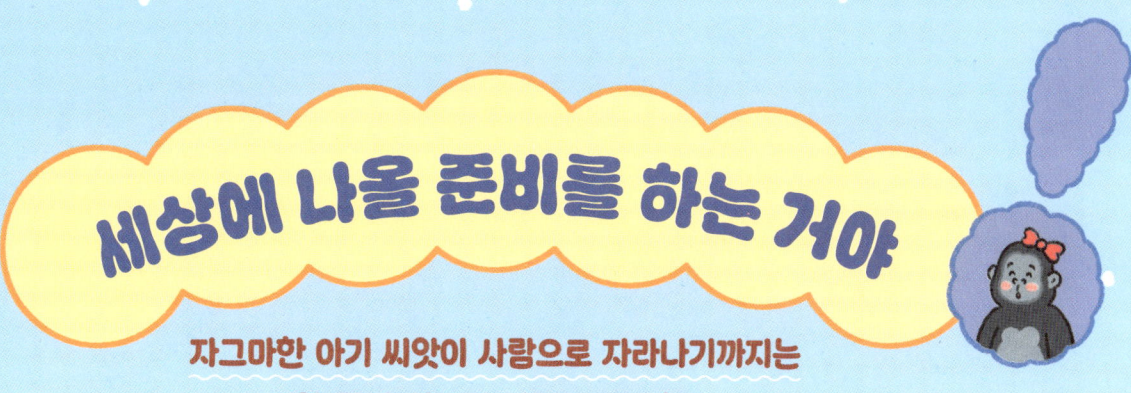

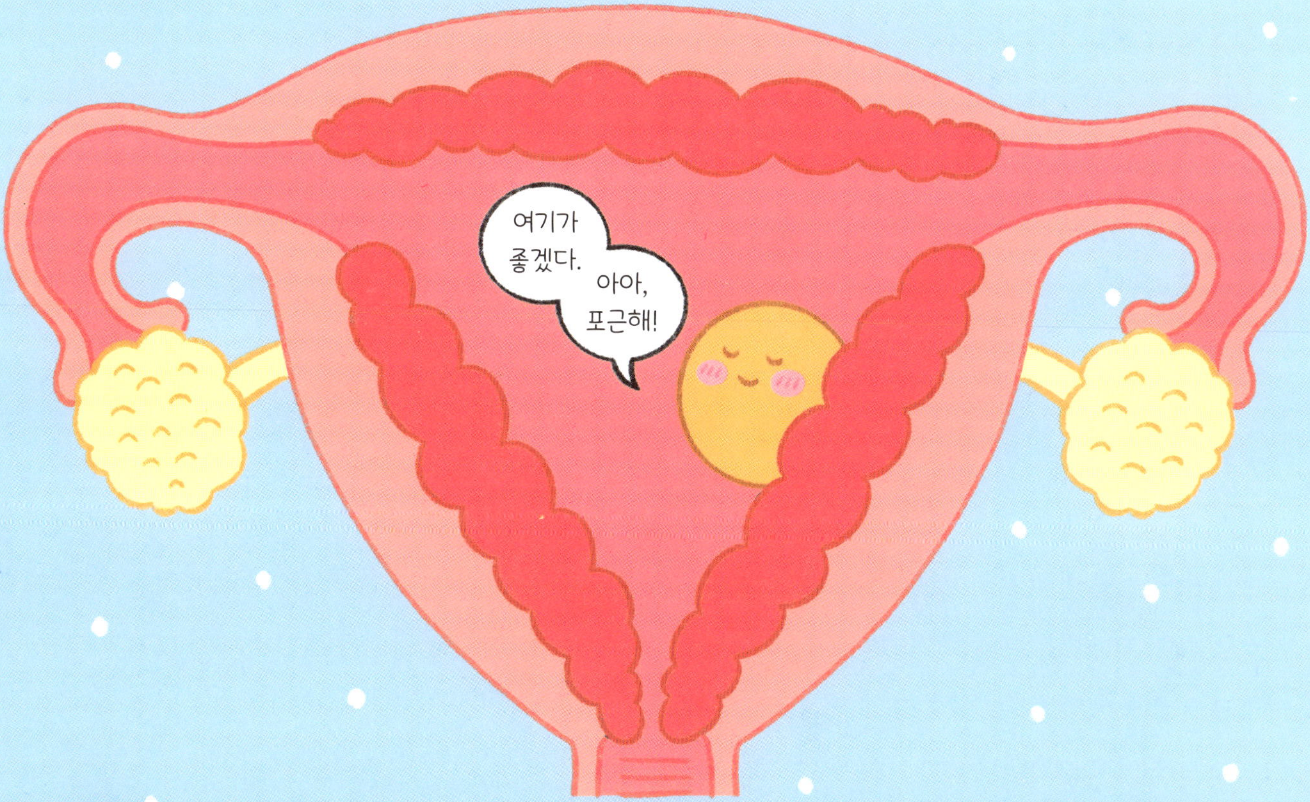

여기가 좋겠다.
아아, 포근해!

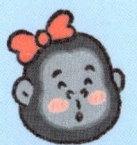
씨앗을 땅에 심으면 뿌리를 내리고 싹이 트지. 정자와 난자가 만나 만들어진 아기 씨앗도 엄마의 자궁에 뿌리를 내린단다. 식물의 뿌리가 땅에서 물과 영양분을 빨아들이듯, 자궁에 뿌리를 내린 아기 씨앗도 엄마에게서 영양분과 산소를 받아 천천히 자라기 시작하는 거야.

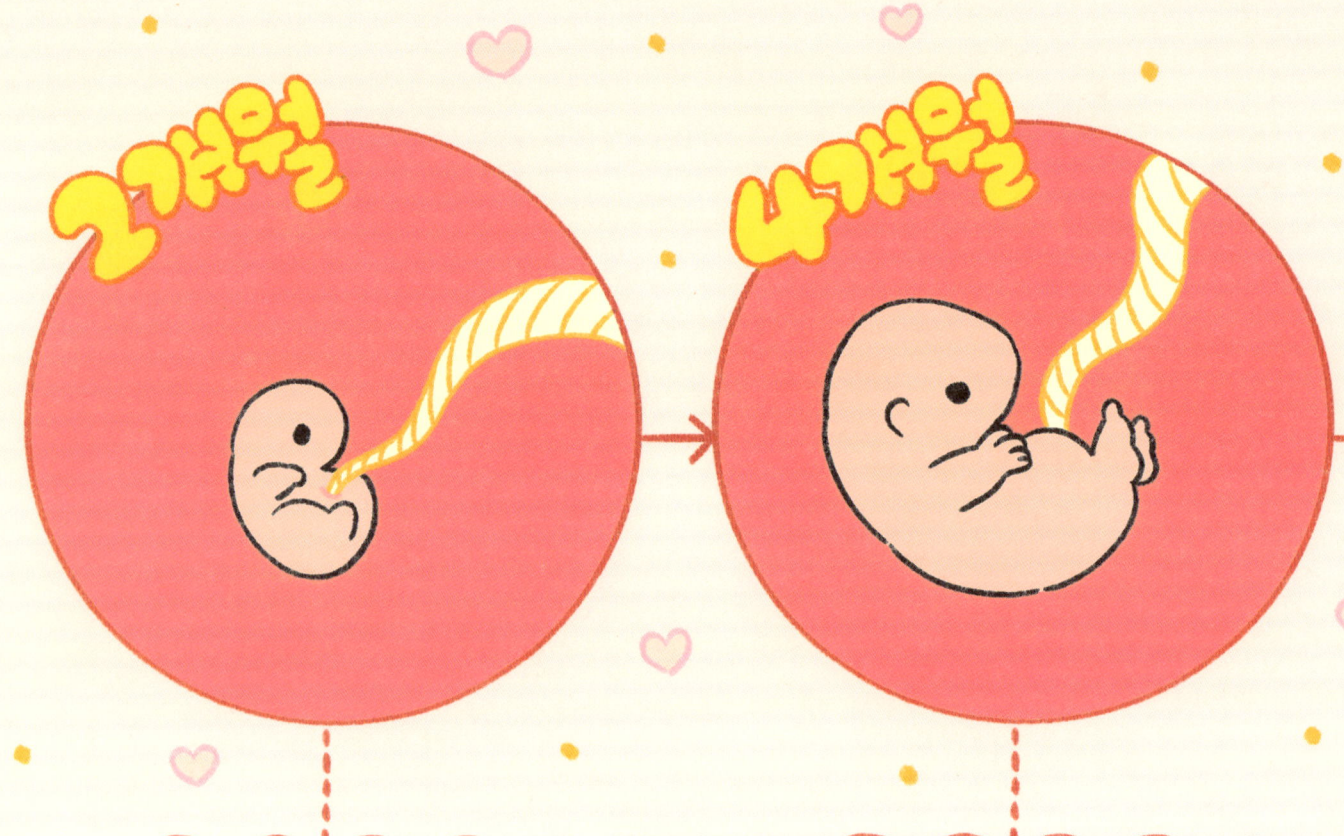

심장이 콩닥콩닥

아기의 키는 1센티미터 정도야. 배꼽에는 엄마와 이어진 '탯줄'이 달려 있는데, 이 줄을 통해 엄마로부터 영양분과 산소를 공급 받지. 콩알처럼 작지만 심장도 뛴단다. 아기는 '양수'라는 따뜻한 물속에 있어서 안전해.

남자일까? 여자일까?

아기의 키는 10센티미터, 몸무게는 100그램 정도야. 눈, 코, 입이 또렷해지고 손가락과 발가락도 생겨나지. 귀가 열려 바깥 소리도 들을 수 있어. 성기 모양도 정확해져서 병원에서 초음파 검사를 해 보면 남자인지 여자인지 알 수 있어.

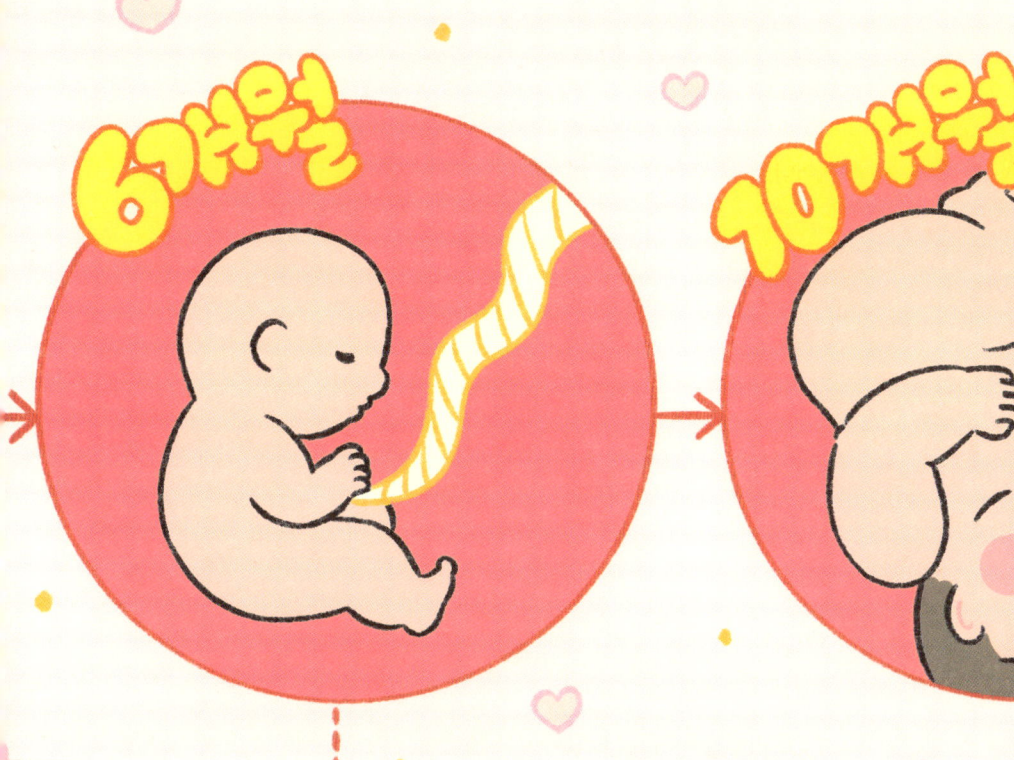

엄마 배를 차는 장난꾸러기

아기의 키는 30센티미터, 몸무게는 600그램 정도야. 눈을 감았다 떴다 할 수 있고, 빛도 느끼지. 손으로 자기 얼굴을 만지거나 다리를 쭉 뻗기도 하면서 활발히 움직인단다. 그러다가 엄마의 배를 차며 인사를 건네기도 해.

세상으로 나올 준비 완료

아기의 키는 50센티미터, 몸무게는 3킬로그램 정도야. 이제 사람의 모습이 완전히 갖춰졌고, 폐도 잘 자라서 바깥 세상에서 숨 쉴 준비도 완벽히 마쳤어. 대부분의 아기들은 머리를 아래로 향한 채 세상으로 나올 준비를 한단다.

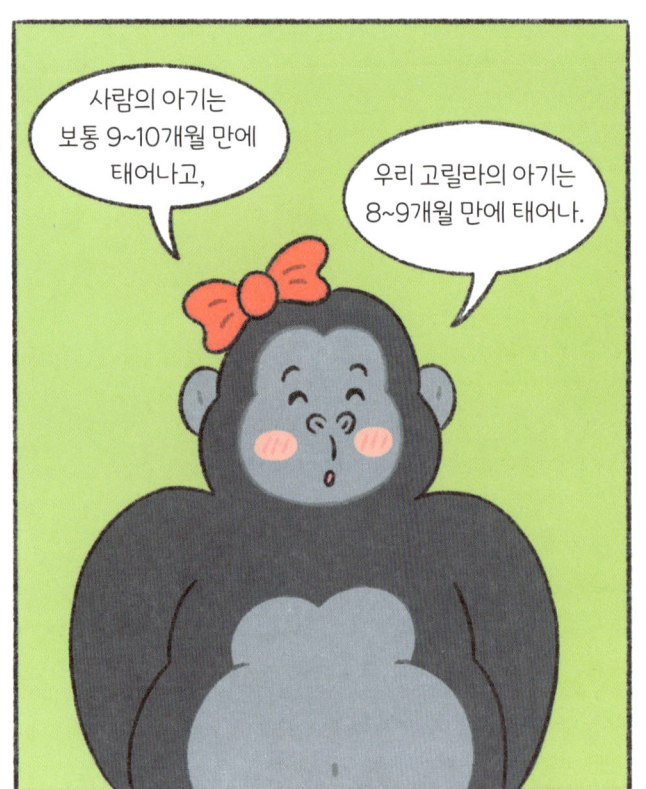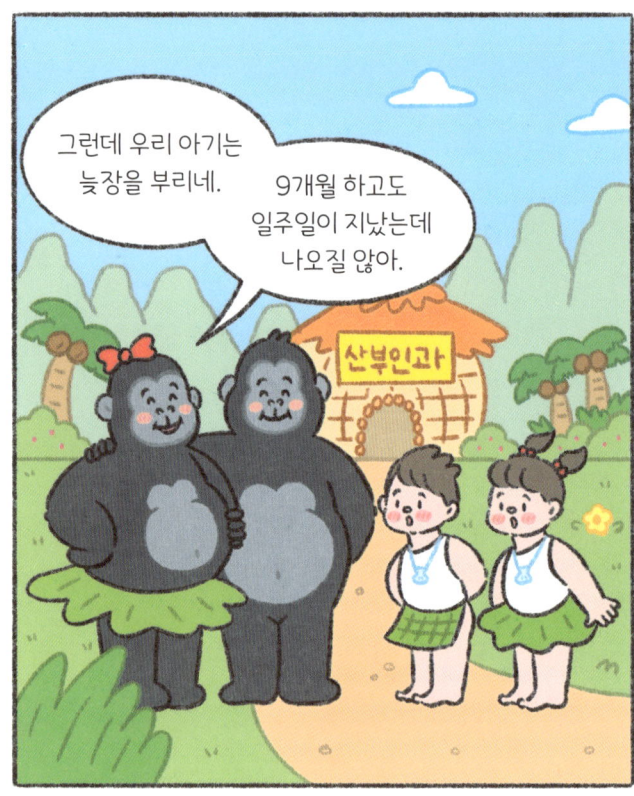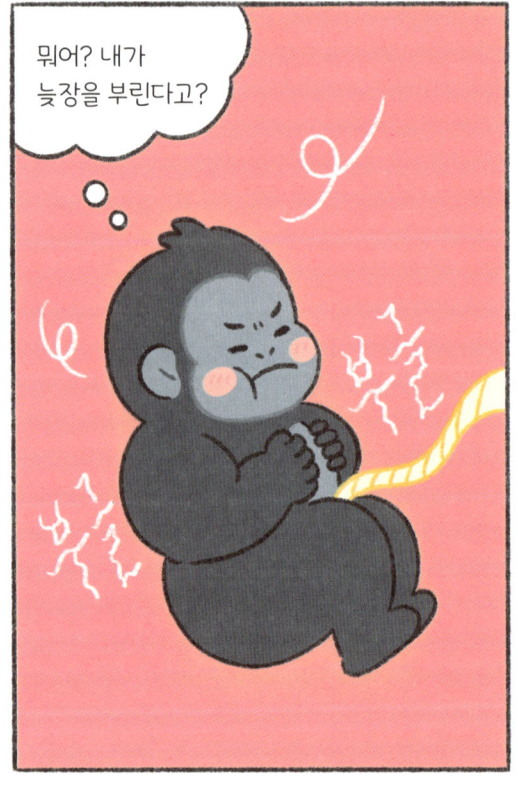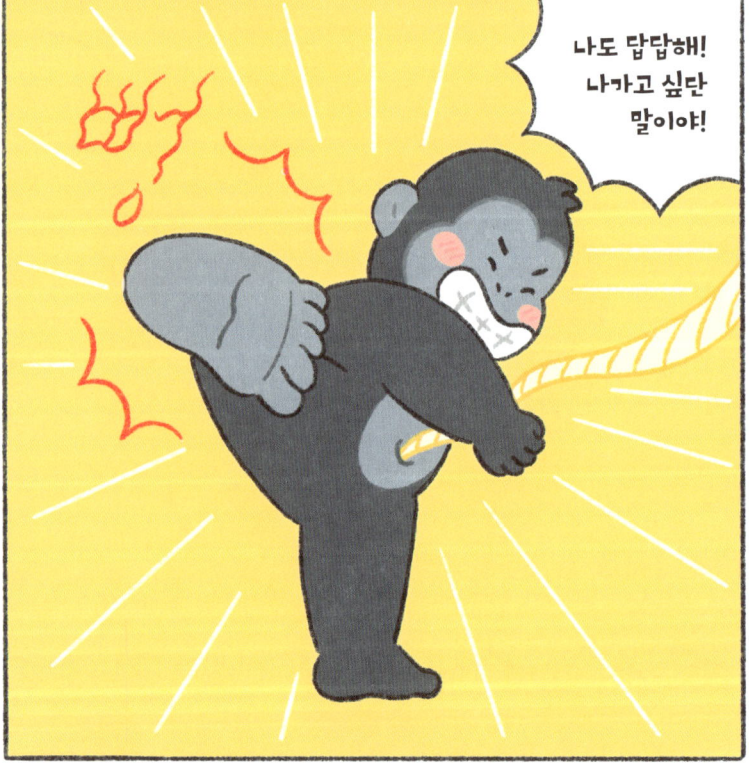

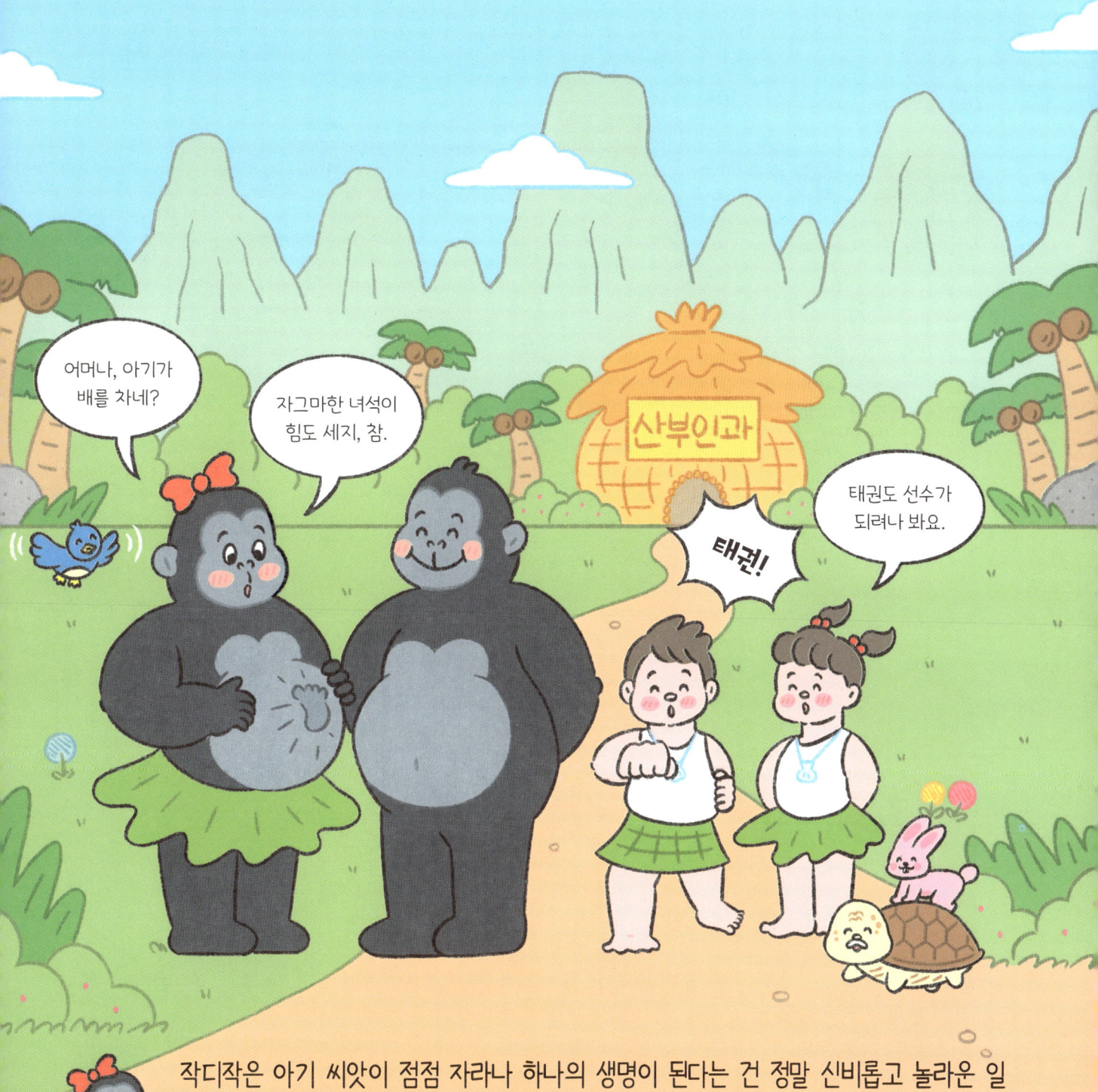

작디작은 아기 씨앗이 점점 자라나 하나의 생명이 된다는 건 정말 신비롭고 놀라운 일이야. 너희도, 그리고 세상 모든 생명도 이런 과정을 거쳐 세상에 나왔단다. 그래서 세상 모든 생명이 소중하고 특별해. 우리의 탄생 자체가 기적과도 같은 일이니까 말이야.

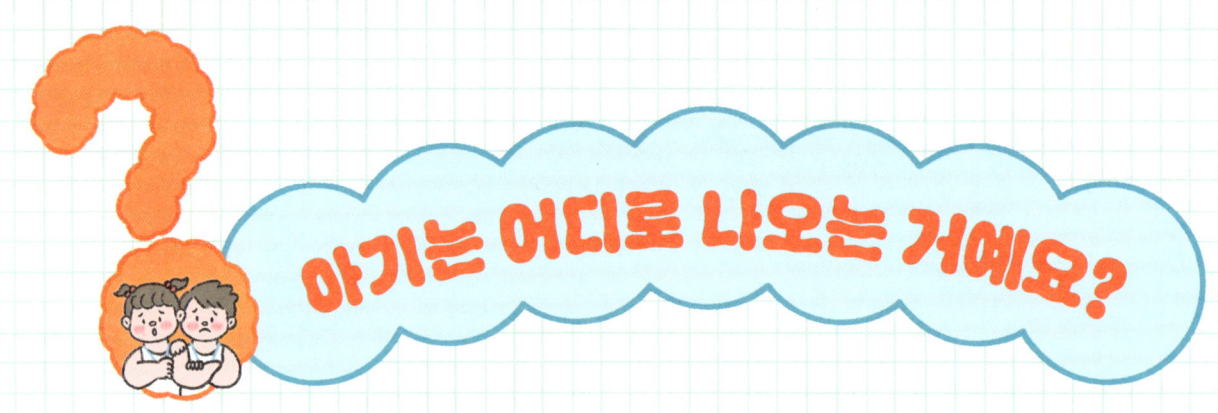

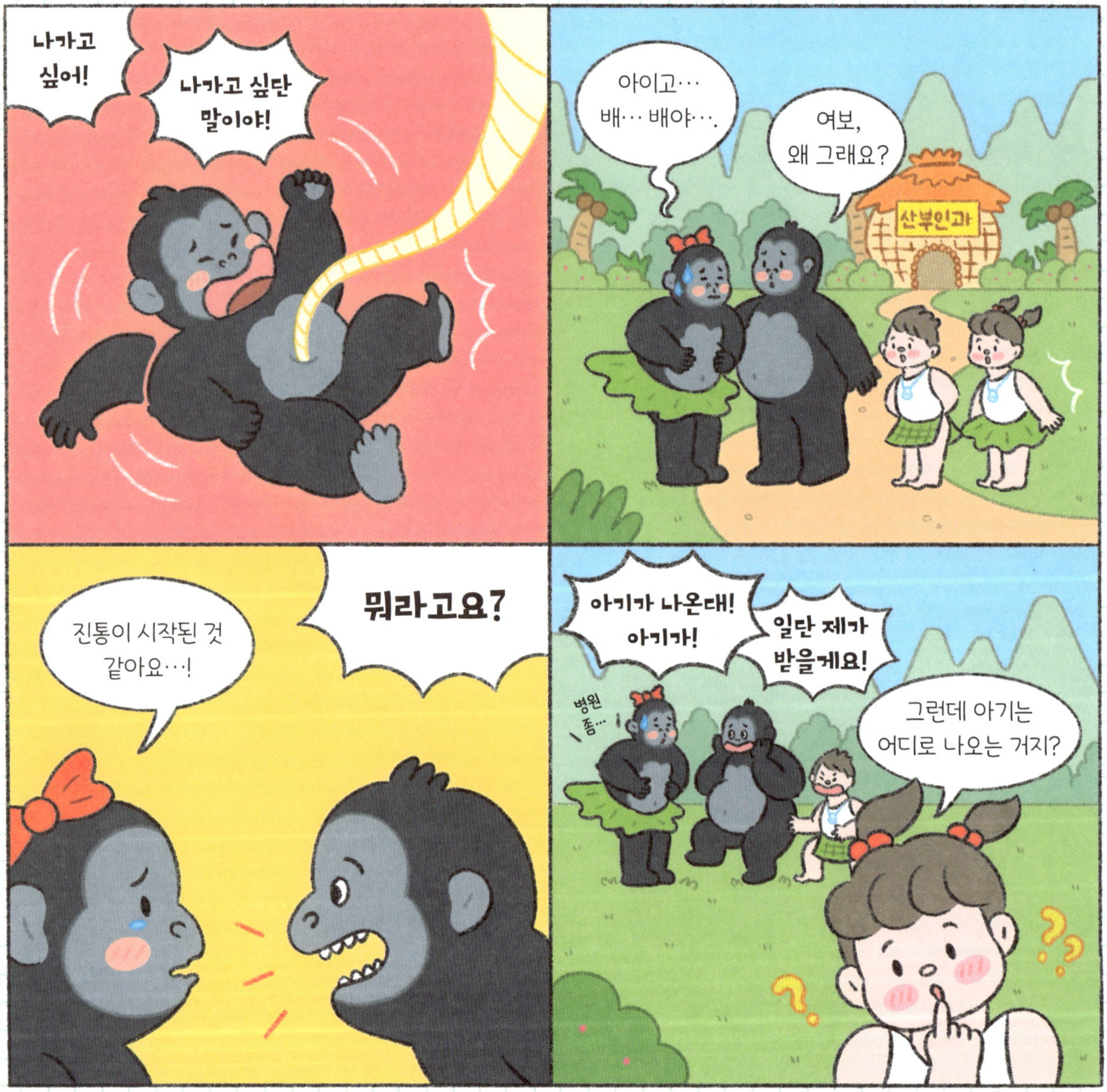

질이라는 길을 따라 나와

아기가 세상으로 나올 때 엄마는 힘든 과정을 견뎌야 해. 하지만 그만큼 소중하고 값진 순간이란다.

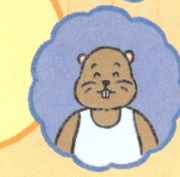

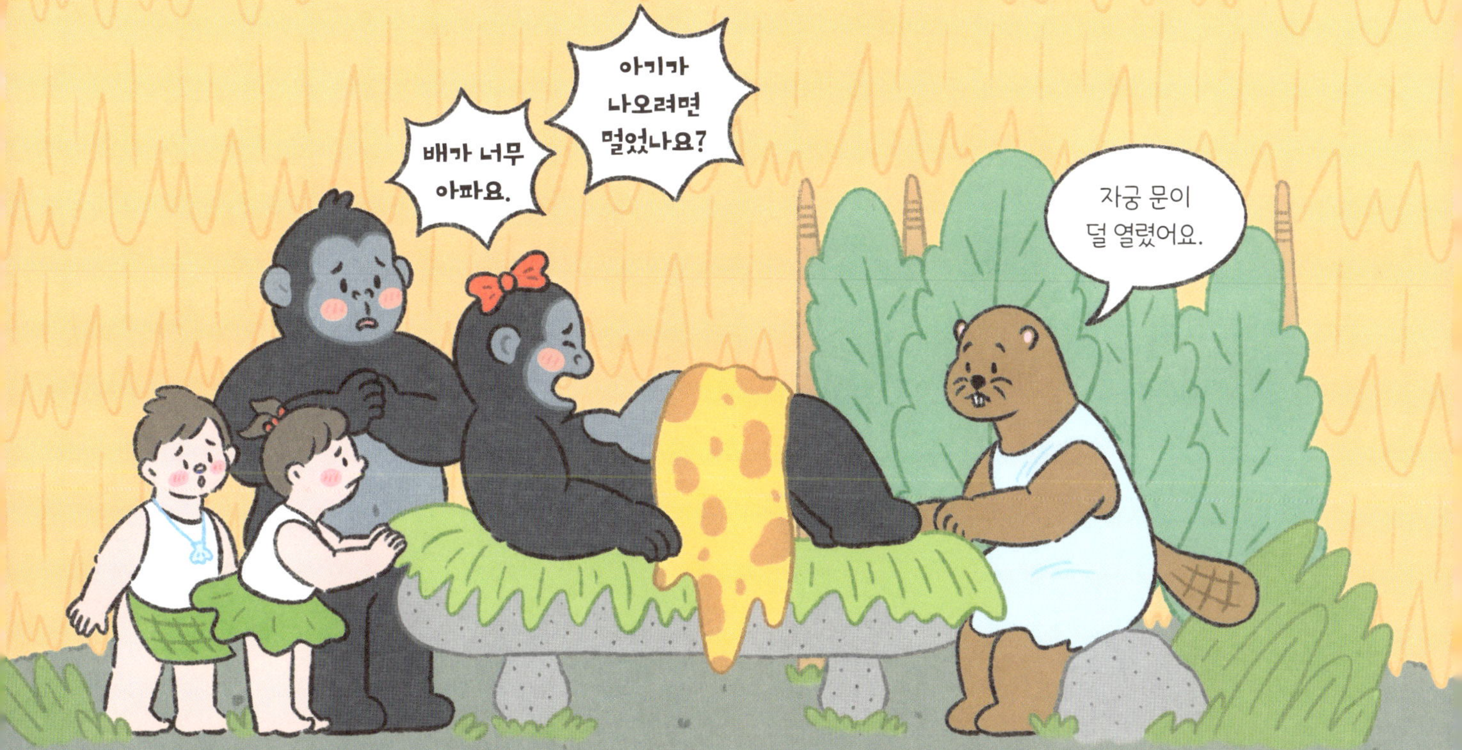

"배가 너무 아파요."

"아기가 나오려면 멀었나요?"

"자궁 문이 덜 열렸어요."

아기가 세상 밖으로 나오려면 자궁이 아기를 꾹꾹 밀어내며 힘을 줘. 이때, 엄마는 어마어마한 통증을 느끼지. 배탈이 났을 때보다 백 배는 더 아플걸? 이걸 '진통'이라고 한단다. 진통은 짧게는 몇 시간, 길게는 하루가 넘게 계속되기도 해.

 배가 너무 아파서 정신이 없겠지만, 아기를 몸 밖으로 밀어내려면 엄마가 힘을 내야 해. 코로 숨을 들이마신 다음, 숨을 꾹 참은 채 아랫배에 힘을 준 후 숨을 깊게 내쉬지. 이런 과정을 몇 번이고 반복해야 한단다.

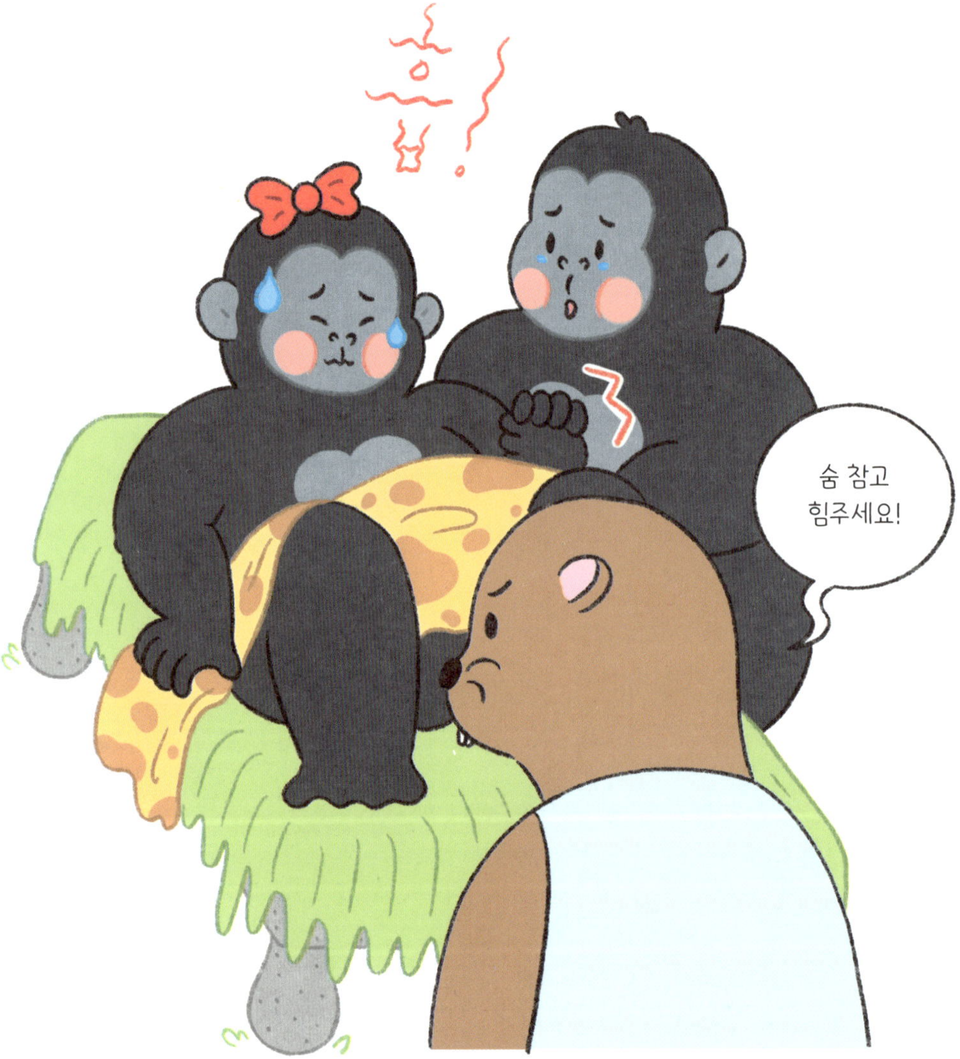

이러한 엄마의 노력을 알아주기라도 하는 걸까? 아기도 몸을 꼼지락꼼지락 움직이며 엄마에게 힘을 보탠단다. 자그마한 녀석이 세상 밖으로 나오기 위해 최선을 다한다는 사실을 떠올릴 때마다, 세상 모든 아기가 기특하게 느껴져. 아기는 다음과 같은 순서로 태어난단다.

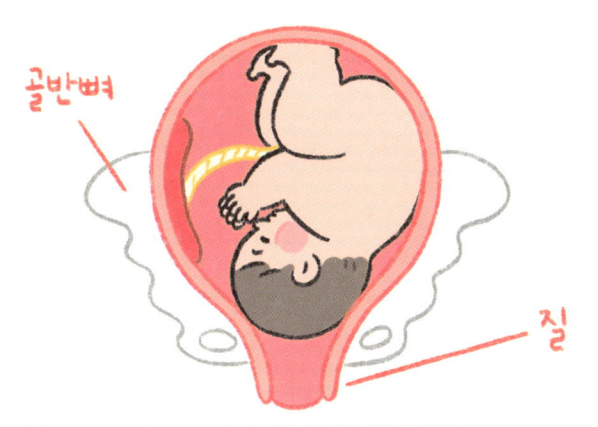

1. 아기가 내려오고 길이 열려요

아기가 세상에 나올 때가 되면 자궁문이 열려. 아기는 자궁과 몸 바깥을 잇는 길을 통해 나오는데 그걸 바로 '질'이라고 해.

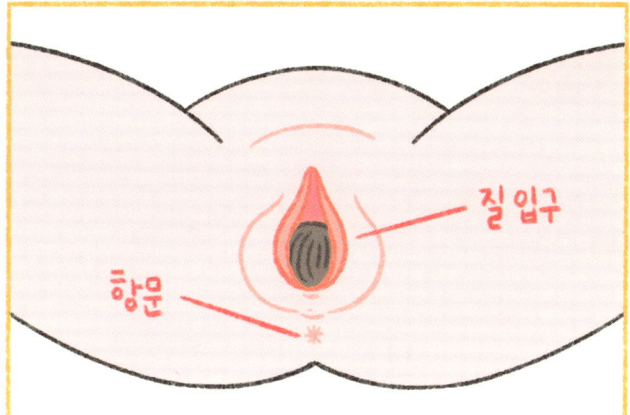

2. 머리를 빼꼼 내밀어요

아기가 질을 따라 내려오다 보면 질 입구에 도착해. 바깥에서 볼 때는 아기의 머리가 살짝 보이는 상태야.

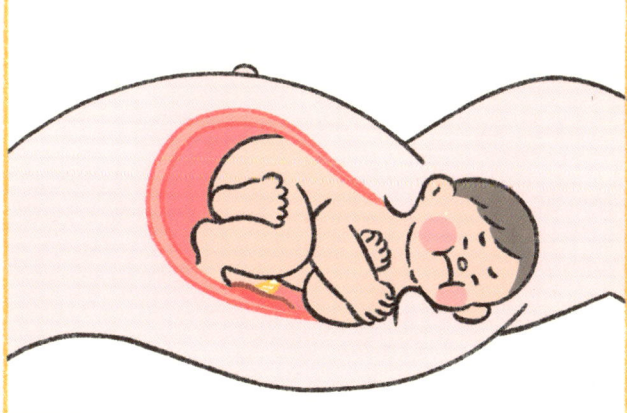

3. 몸을 빙글 돌려요

좁고 구부러진 질을 통과하려면 몸을 비틀어야 해. 머리가 제일 먼저 나온 다음 어깨가 한 쪽씩 나올 수 있도록 말이야.

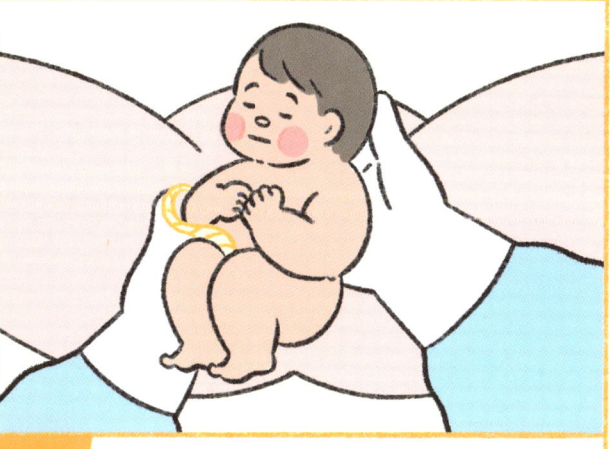

4. 몸이 쑤욱 나와요

아기의 머리와 어깨가 바깥으로 나오면 끝난 거나 다름없어. 팔과 다리는 쑤욱 따라 나오거든.

 아기가 태어나면 탯줄을 잘라. 아기가 세상 밖으로 나왔으니, 엄마로부터 산소와 영양분을 공급 받는 탯줄이 더는 필요하지 않거든. 아기의 코와 입으로 공기가 들어오면 아기는 울음을 터뜨리지. "응애!" 하는 소리는 아기가 스스로 숨을 쉬기 시작했다는 신호야.

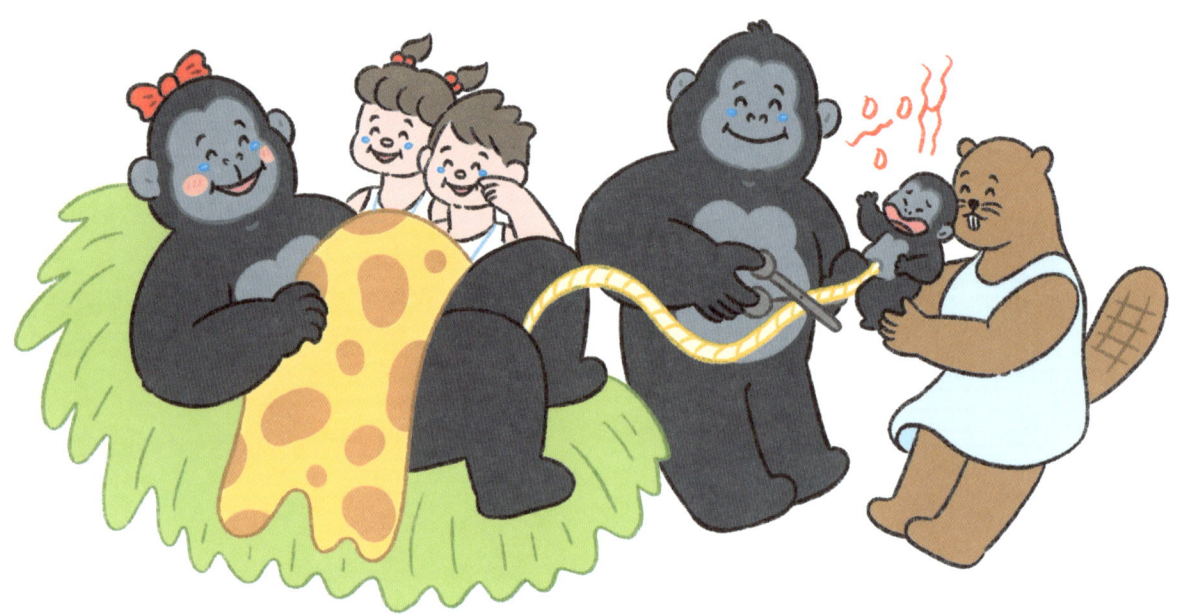

4센티미터 길이로 남겨 둔 후 탯줄은 집게로 묶어 놔. 시간이 흐르면 탯줄이 마르면서 검게 변하고 일주일에서 열흘 후에는 저절로 떨어지지. 탯줄이 떨어지고 난 자리는 배꼽이 된단다. 그러니까 배꼽은 엄마와 연결되어 있었다는 사실을 알려주는 특별한 흔적이라고 할 수 있어.

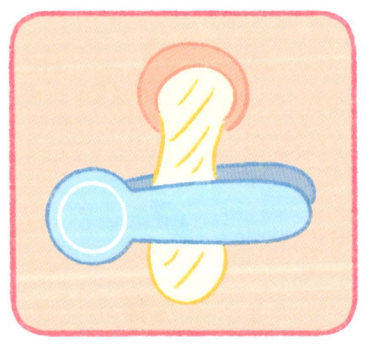 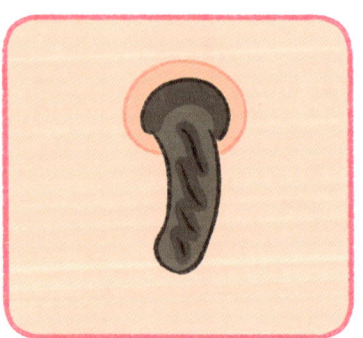 

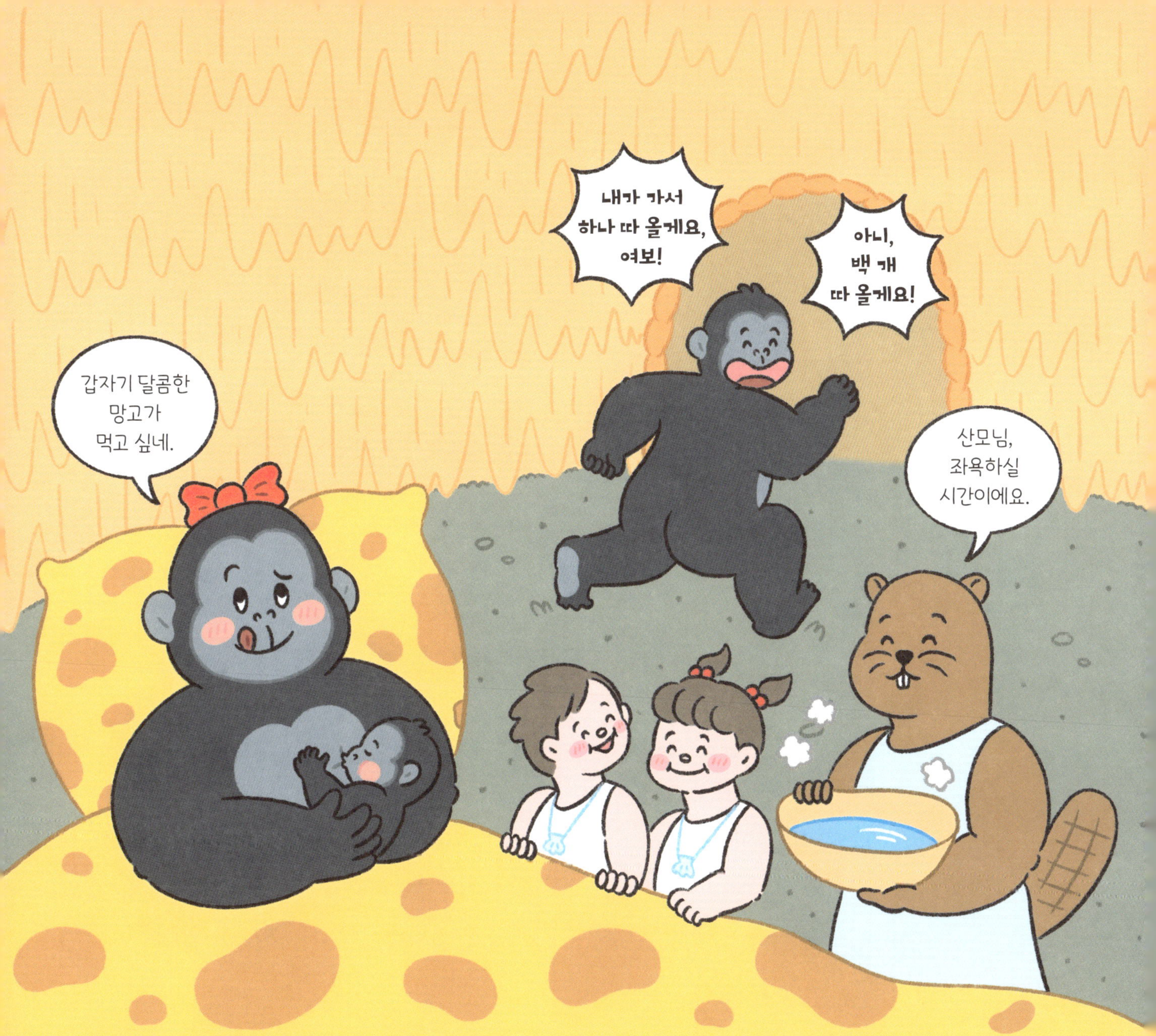

 출산을 마치고 나면 엄마의 몸은 몹시 지친 상태가 된단다. 며칠 동안 제대로 걷지도 못하고 통증 때문에 잠을 설치기도 하지. 그래서 가족과 주변 사람들의 관심과 보살핌이 필요해. 보리와 도리의 엄마도 이런 어려움을 기꺼이 겪어 내며 너희를 낳으셨을 거야. 그건, 엄마가 너희를 사랑하니까 가능한 일이었겠지? 앞으로 부모님의 사랑을 기억하며 늘 감사한 마음을 가지길 바라.

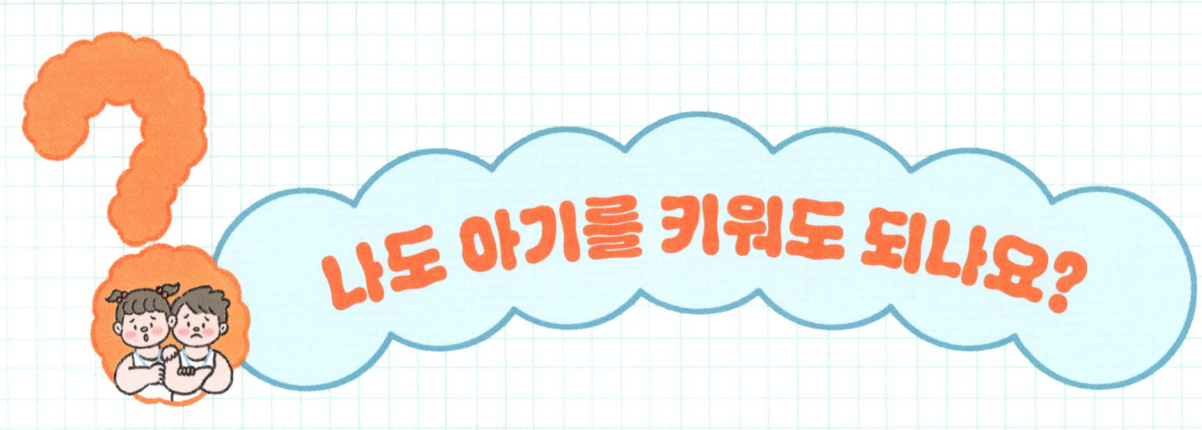

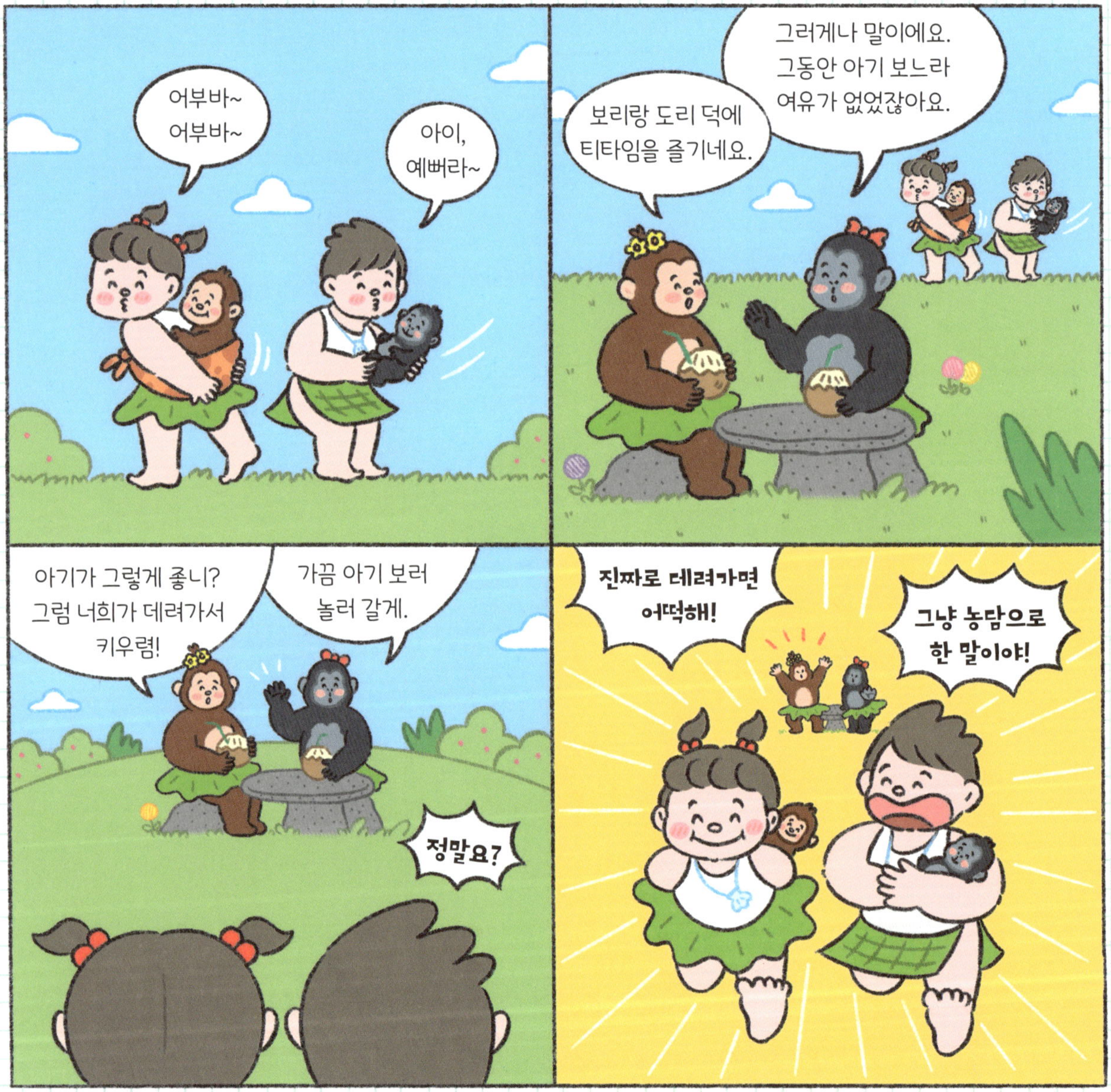

부모가 되려면 준비가 필요해

**아기를 돌보는 건 마음만으로 되는 일이 아니야.
사랑하는 마음과 돌보는 기술을 먼저 배워야 한단다.**

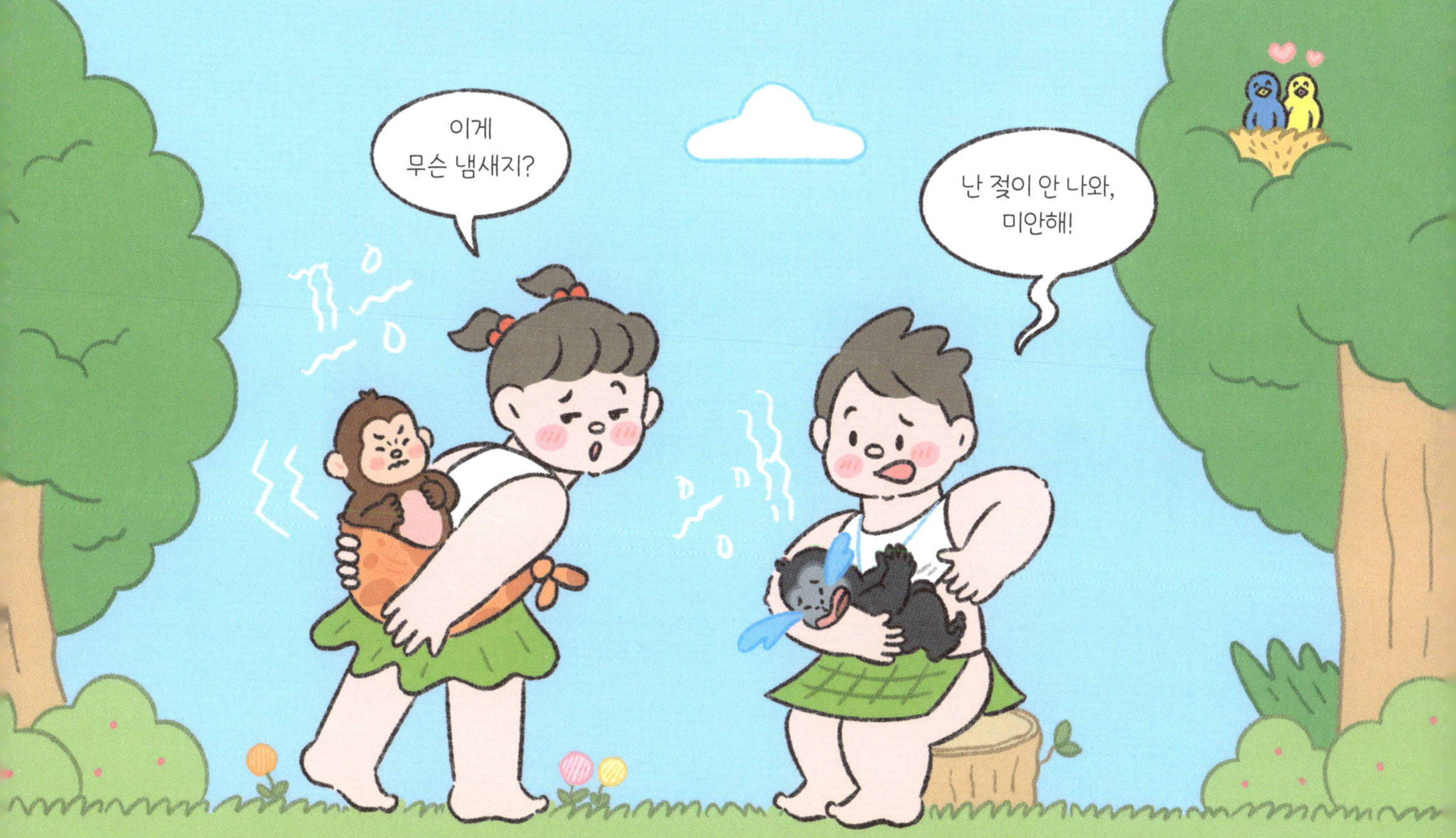

> 이게 무슨 냄새지?

> 난 젖이 안 나와, 미안해!

부모가 되어 아기에게 사랑을 주고 싶은 마음, 나도 이해해. 나도 어릴 적 장래희망이 '엄마'였거든. 그런데 아기를 키우는 건 누구나 할 수 있는 일이 아니야. 좋은 부모가 되려면 많은 준비가 필요하단다. 부모가 될 준비를 마쳤는지 어떻게 알 수 있냐고? 좋아, 그럼 함께 확인해 보자!

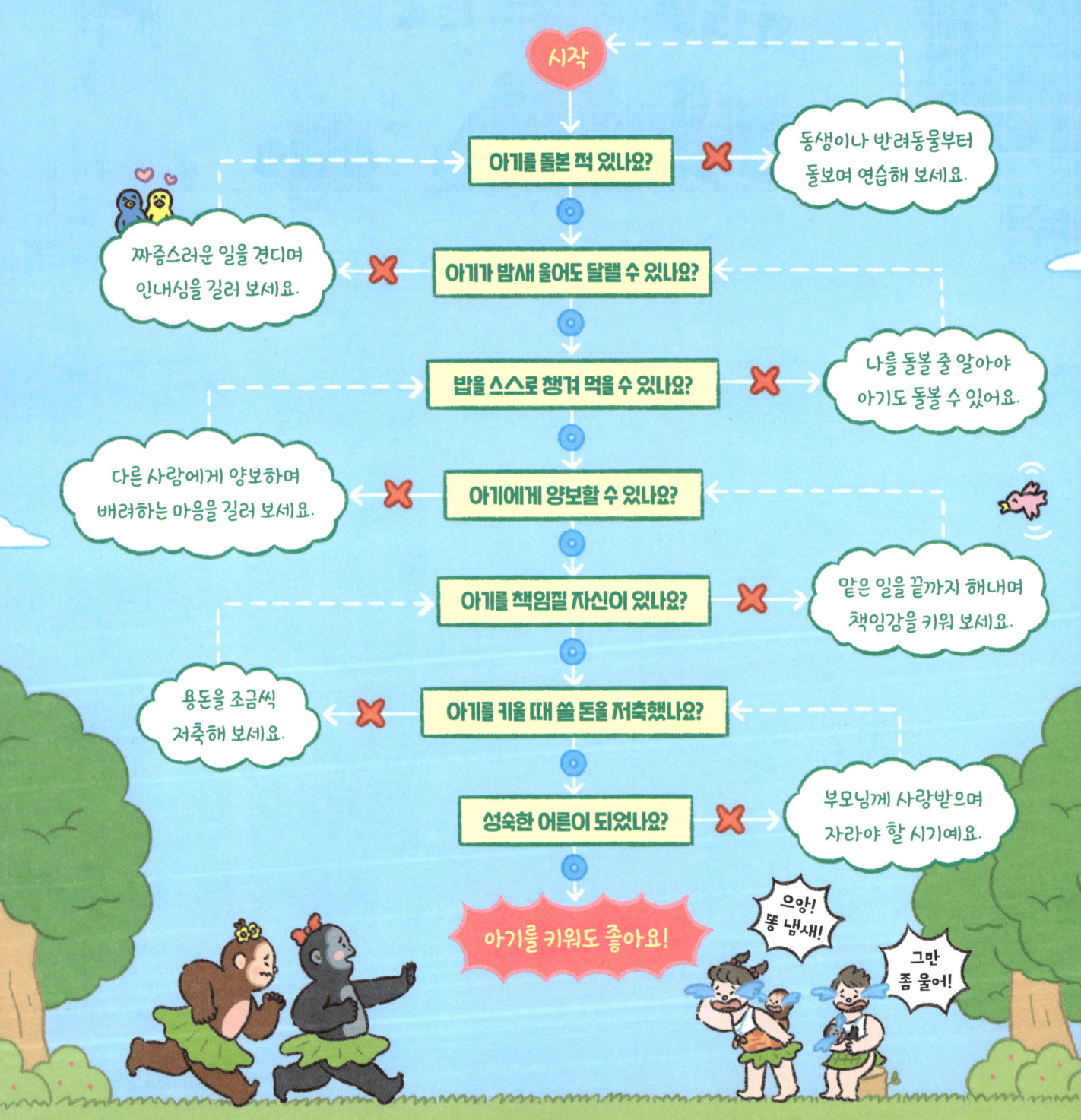

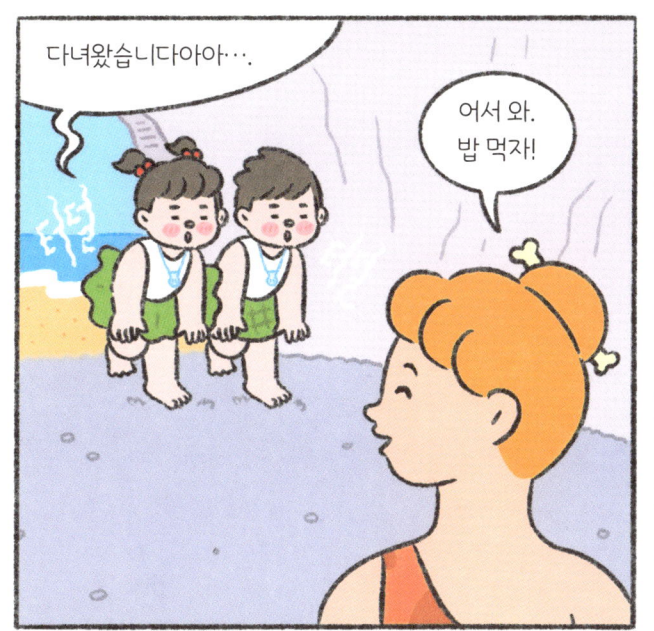
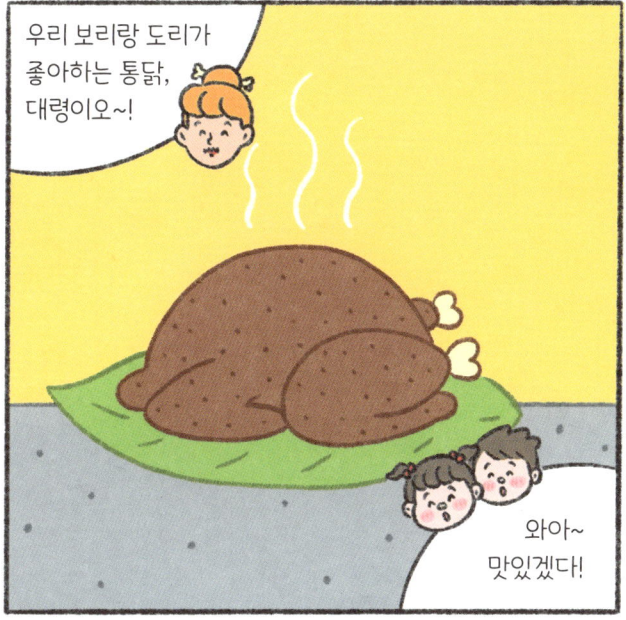
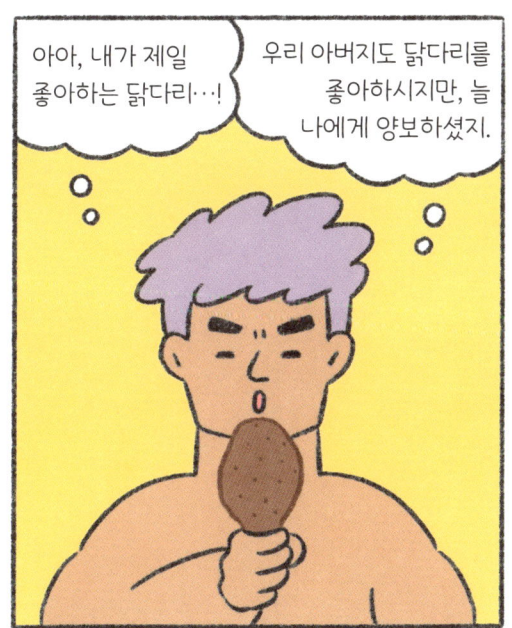
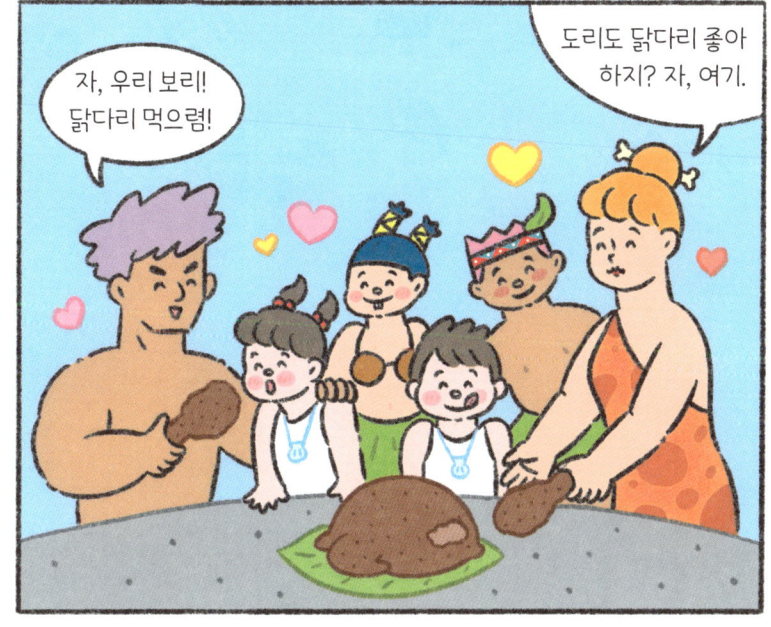

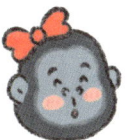 글을 잘 쓰려면 국어를 배우고, 계산을 잘하려면 수학을 배워야 해. 그렇다면 아기를 잘 돌보려면 무엇을 배워야 할까? 그건 바로, 사랑하는 마음을 배우는 것이란다. 지금은 부모님으로부터 사랑을 듬뿍 받으며 사랑이 무엇인지 배워야 할 때야. 그래야 어른이 되었을 때, 아기에게도 그 사랑을 전할 수 있을 테니 말이야.

가족의 의미와 생명의 귀중함

 '책임'이란 한번 맡은 일을 끝까지 해내는 걸 뜻하는 말이에요. 수업에 필요한 준비물을 스스로 챙기는 것, 선생님이 내 주신 숙제를 성실히 하는 것, 친구의 비밀을 지켜 주고 반려동물의 밥을 챙겨 주는 것, 모두가 책임감 있는 행동이지요. 이렇게 작은 책임을 하나둘 쌓아 나가다 보면 어른이 되었을 때 더 큰 책임도 질 수 있어요. 그건 바로, 사랑하는 사람을 만나 가정을 이루고 아기를 키우는 일이지요.

 한 생명을 키우기 위해서는 어마어마하게 큰 책임이 필요해요. 아기는 혼자서 아무것도 할 수 없기 때문에 누군가가 늘 돌봐야 하거든요. 아기가 자라 어린이가 되고 청소년이 되어도 보살핌이 여전히 필요해요. 여러분이 부모님의 사랑을 받으며 자라나는 것처럼 말이지요. 부모님은 아마 가족이라는 울타리를 지키기 위해 많은 노력을 하고 계실 거예요.

 그런데 여러분이 2차 성징을 겪고 성관계를 맺는다면 아기가 생길 수도 있어요. 어른이 되기 위해 책임감을 기르는 시기에 이런 일이 일어난다면 본인이 힘든 건 물론이고, 태어날 아기도 어려움을 겪게 될 거예요. 모두의 행복을 위해 아기를 낳는 일은 아기를 책임지고 돌볼 수 있는 어른이 되었을 때로 미루는 게 좋아요. 그때가 되면 새로운 생명이 찾아오는 순간을 마음껏 기뻐할 수 있을 거랍니다.

생명을 존중하는 방법

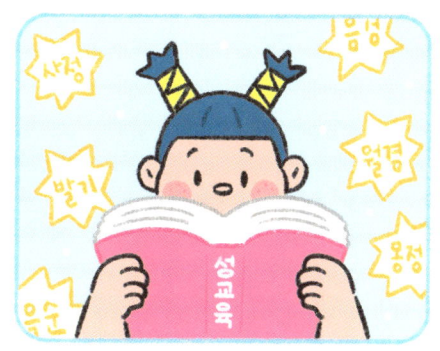

1. 성에 대해 공부하기

성은 생명과 연결되어 있어요. 그렇기 때문에 진지한 마음가짐으로 공부해 두는 게 좋아요. 궁금한 점이 생길 때마다 인터넷으로 검색해 가며 공부하는 것도 좋지만 책을 통해 익히면 더욱 좋아요. 책 한 권을 읽다 보면 순서대로 차근차근 이해할 수 있거든요.

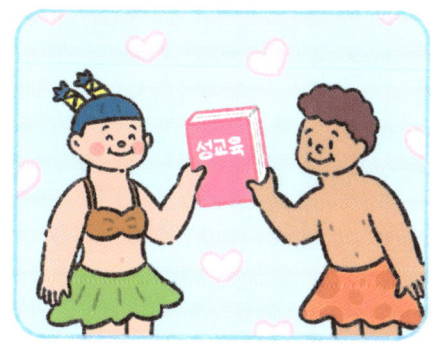

2. 성관계 맺지 않기

좋아하는 친구가 성관계를 맺자고 말할 수도 있어요. 그럴 때는 "어른이 될 때까지 기다려야 해." 하고 용기 있게 말해야 해요. 어쩌면 그 친구는 생명을 책임지는 것이 얼마나 어려운 일인지 잘 모를 수도 있어요. 지금까지 공부한 내용을 친구에게 설명해 주세요.

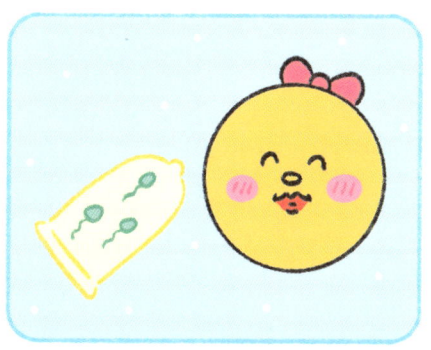

3. 피임하기

혹시라도 성관계를 맺게 된다면 '피임'을 해야 해요. 피임은 임신이 되지 않도록 기구를 쓰는 일을 뜻한답니다. 보통 발기된 음경에 '콘돔'을 씌우는 방법으로 피임을 해요. 그렇게 하면 정자가 콘돔 밖으로 나오지 않아 난자와 만날 가능성이 크게 줄어요. 수정란이 만들어지지 않으니 아기도 생기지 않겠지요.

5
내 몸을 지키는 방법

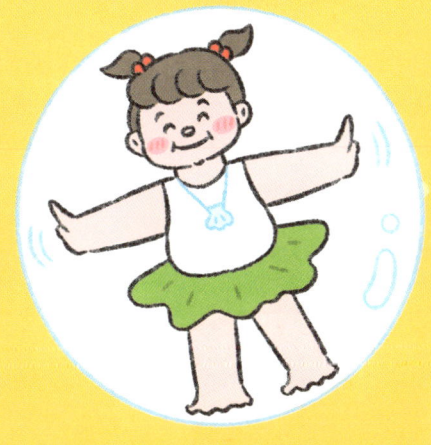
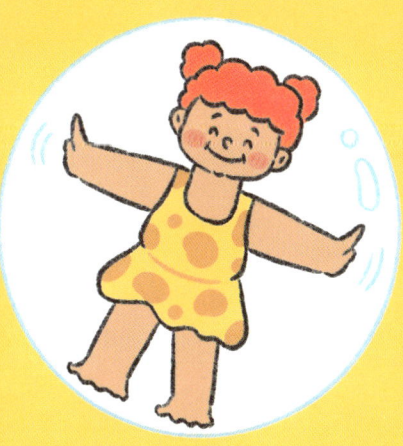

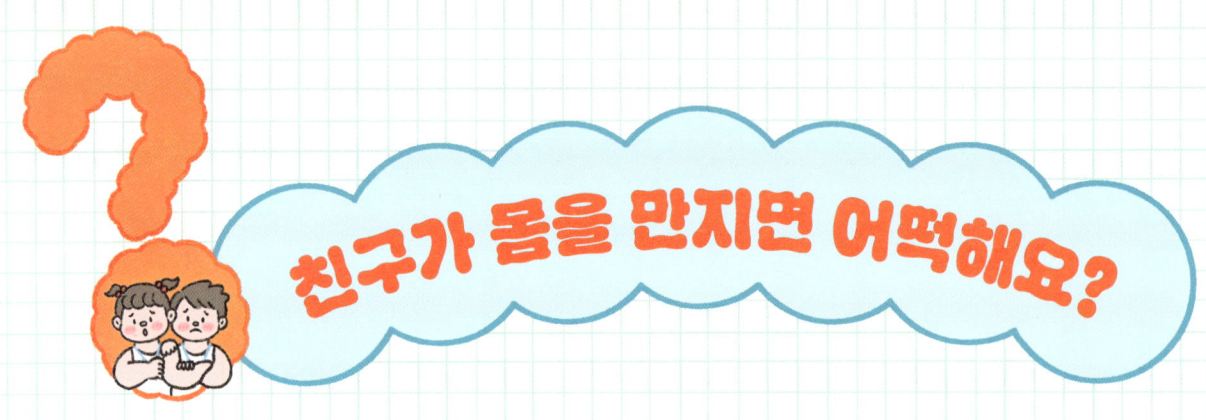

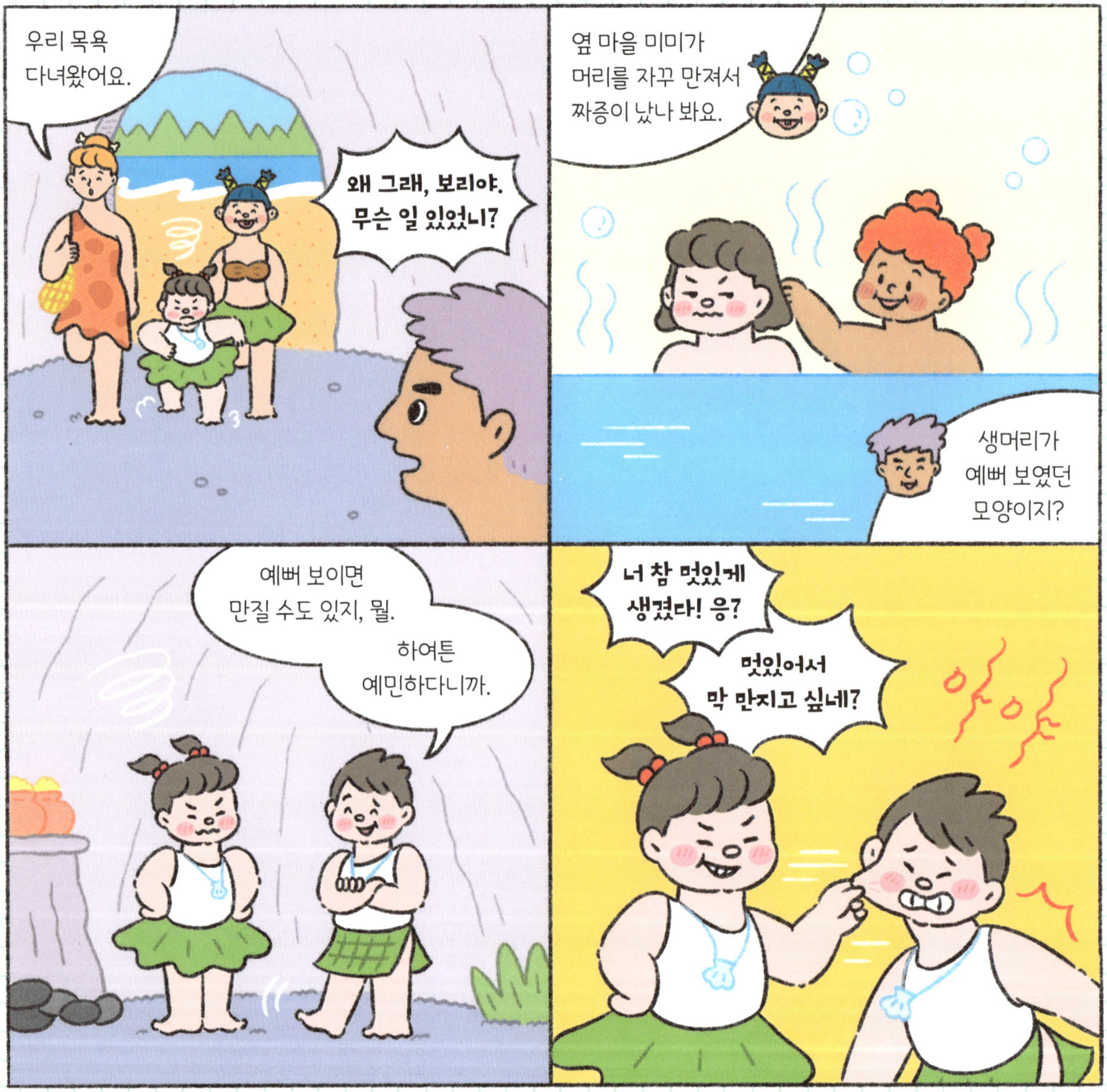

싫으면 싫다고 말해도 괜찮아

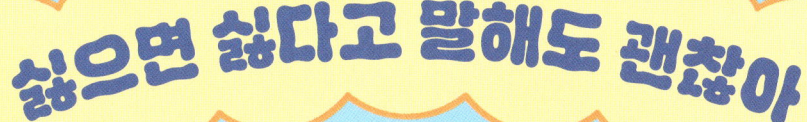

누군가 내 몸을 만지려면 내 허락을 먼저 받아야 해. 왜냐하면 내 몸의 주인은 바로 나니까.

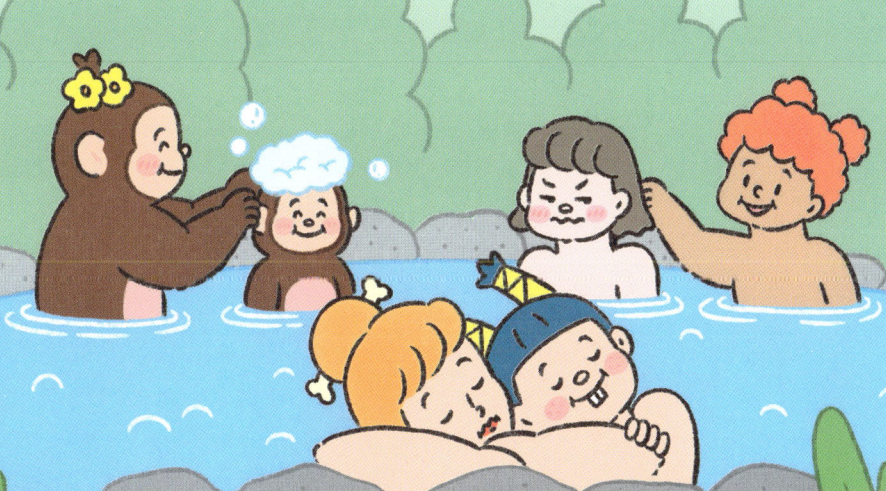

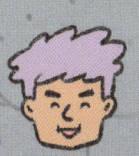
친구가 네 머리를 쓰다듬거나, 갑자기 껴안거나, 허락 없이 손을 잡았던 적 있니? 그럴 때 불편한 마음이 들었다면 그건 자연스러운 반응이야. '내가 너무 예민한 걸까?' 고민하지 않아도 괜찮아. 모든 사람에게는 눈에 보이지 않는 자기만의 특별한 공간이 있거든.

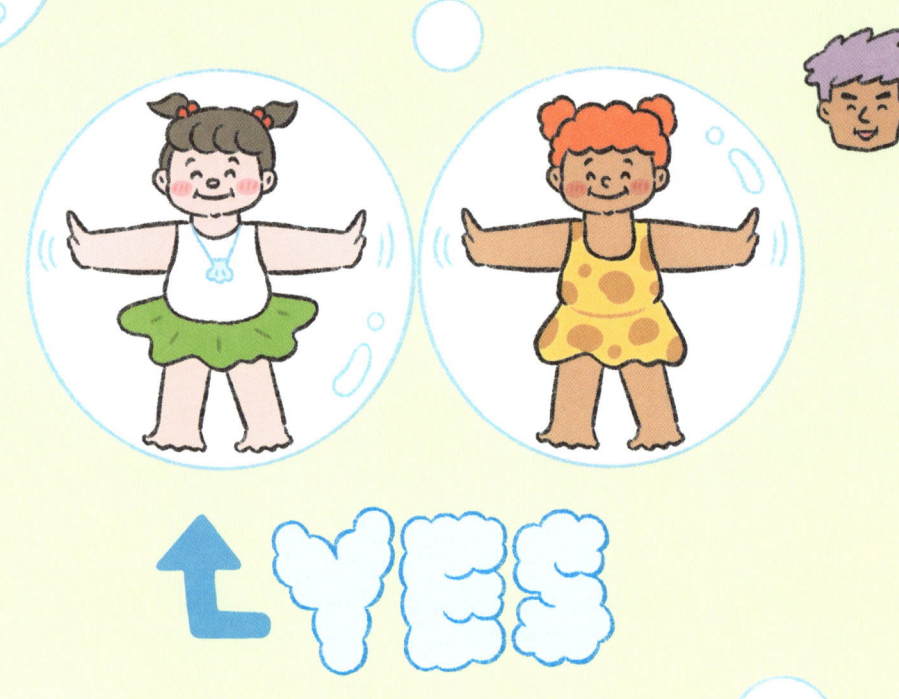

양팔을 뻗어 손끝이 닿는 곳까지가 나만의 특별한 공간이야. 마치, 몸을 감싼 비눗방울 같지? 이 공간에는 엄마나 아빠, 아주 친한 친구처럼 내가 허락한 사람만 들어올 수 있어. 하지만 이마저도 불편하면 거절할 수 있어. 비눗방울 안은 누가 뭐래도 내 공간이니까 말이야.

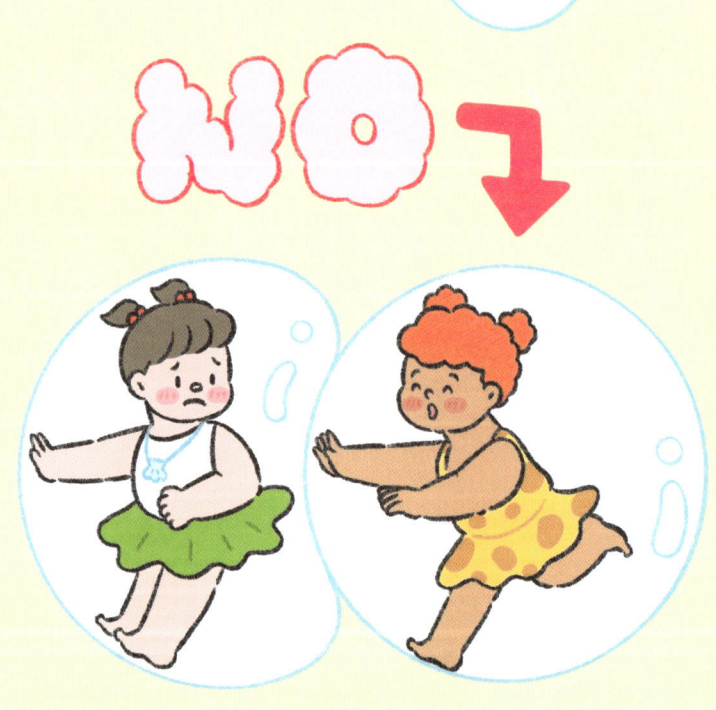

상대방이 상처 받을까 봐 거절하지 못하겠다고? 거절이 나쁜 거라고 생각하지 마. 거절은 내 마음을 정확하게 표현하는 방법이란다. 감정을 솔직하게 말해야, 내가 무엇을 좋아하고 무엇을 불편해하는지 상대방이 알 수 있거든. 친구라면 너의 마음을 이해하고 존중해 줄 거야.

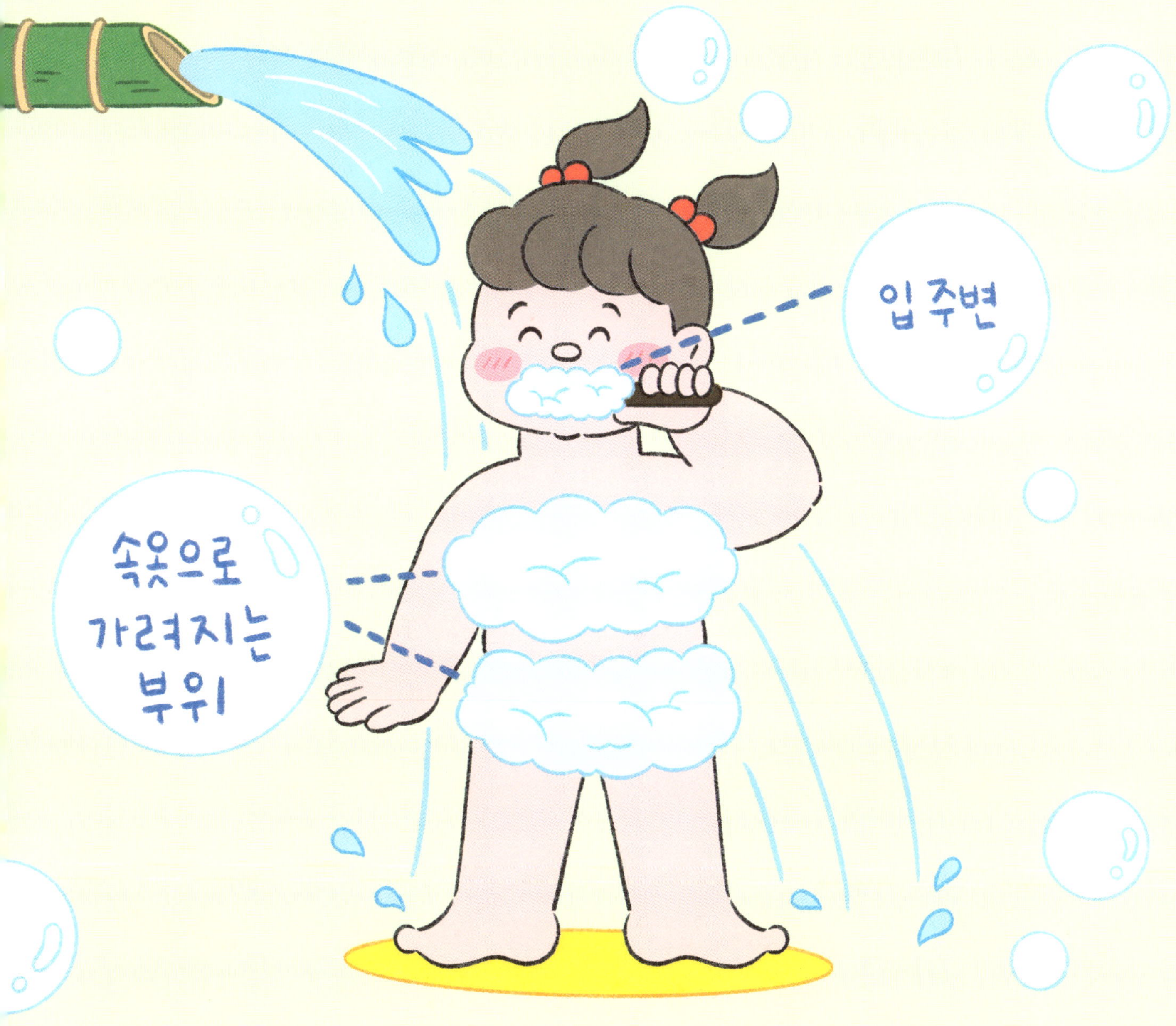

입 주변

속옷으로 가려지는 부위

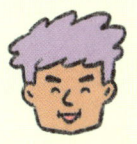 참! 가장 중요한 걸 빼놓을 뻔했다! 커다란 비눗방울 속에는 더 작은 비눗방울이 있는데, 그건 아무리 가까운 사람이라도 만지거나 건드려서는 안 돼. 왜냐하면 그 비눗방울 속 공간은 네 몸에서 가장 소중하기 때문이야. 친구가 작은 비눗방울 속 공간을 침범했다면 선생님이나 부모님께 바로 말씀드려야 해. 그건 잘 알겠는데, 불편한 마음을 어떻게 표현해야 할지는 잘 모르겠다고?

불편한 마음을 표현하는 방법

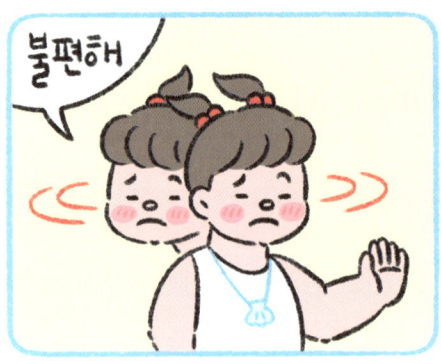

① 몸짓으로 표현하기

친구를 향해 손을 뻗으며 다가오지 못하게 해야 해. 고개를 도리도리 흔들며 "싫어."라고 말하거나, 한발짝 뒤로 물러나며 "불편해."라고 말해도 좋아.

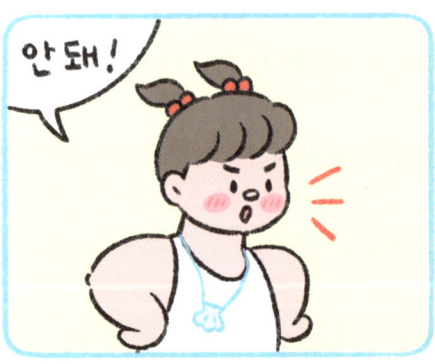

② 목소리로 표현하기

상대의 눈을 바라보며 진지한 표정으로 말해 봐. 이때, 평소 목소리보다 조금 더 단호해야 해. 정확하고 확실하게 마음을 표현해야 친구가 내 감정을 더욱 잘 알아차릴 수 있단다.

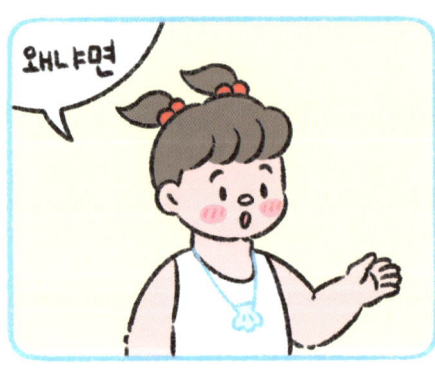

③ 이유와 함께 표현하기

불편한 이유를 말하지 않으면 친구는 내 마음을 모를 수도 있어. 가까이 다가와서 불편하다고 하거나, 내 몸의 주인은 나니까 함부로 하지 말아 달라고 얘기해 보렴.

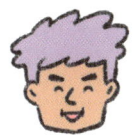 하나 명심해야 할 게 있어. 그건, 내가 내 공간을 지키고 싶은 만큼 상대방도 자신의 공간을 지키고 싶어 한다는 사실이야. 서로의 공간을 존중할 때 우리는 더욱 가까운 사이가 될 수 있어. 그것이 건강하고 행복한 관계를 만드는 지름길이란다. 상대방의 비눗방울 안으로 들어가기 전에는 꼭 허락 받기, 잊으면 안 돼!

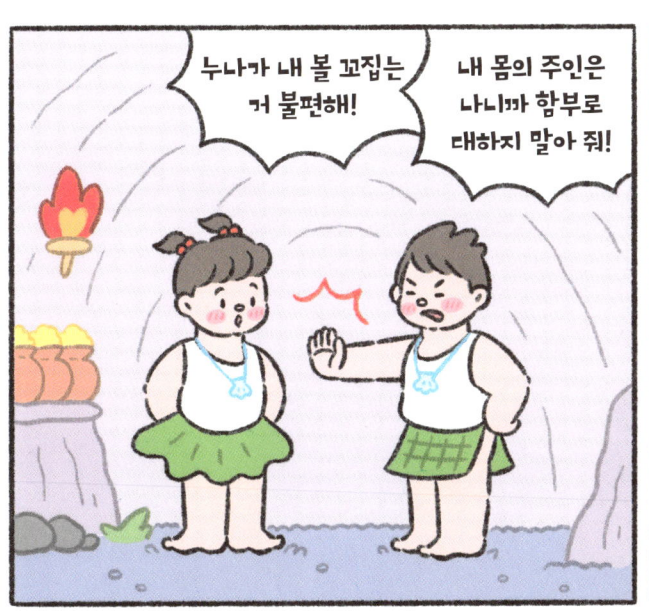
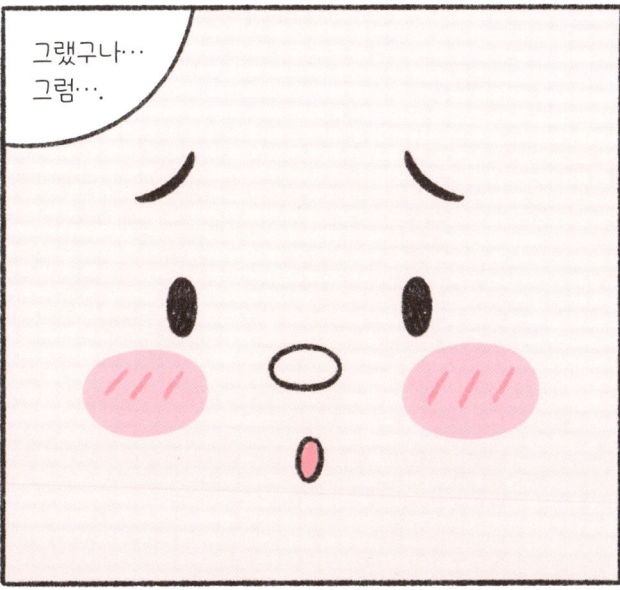
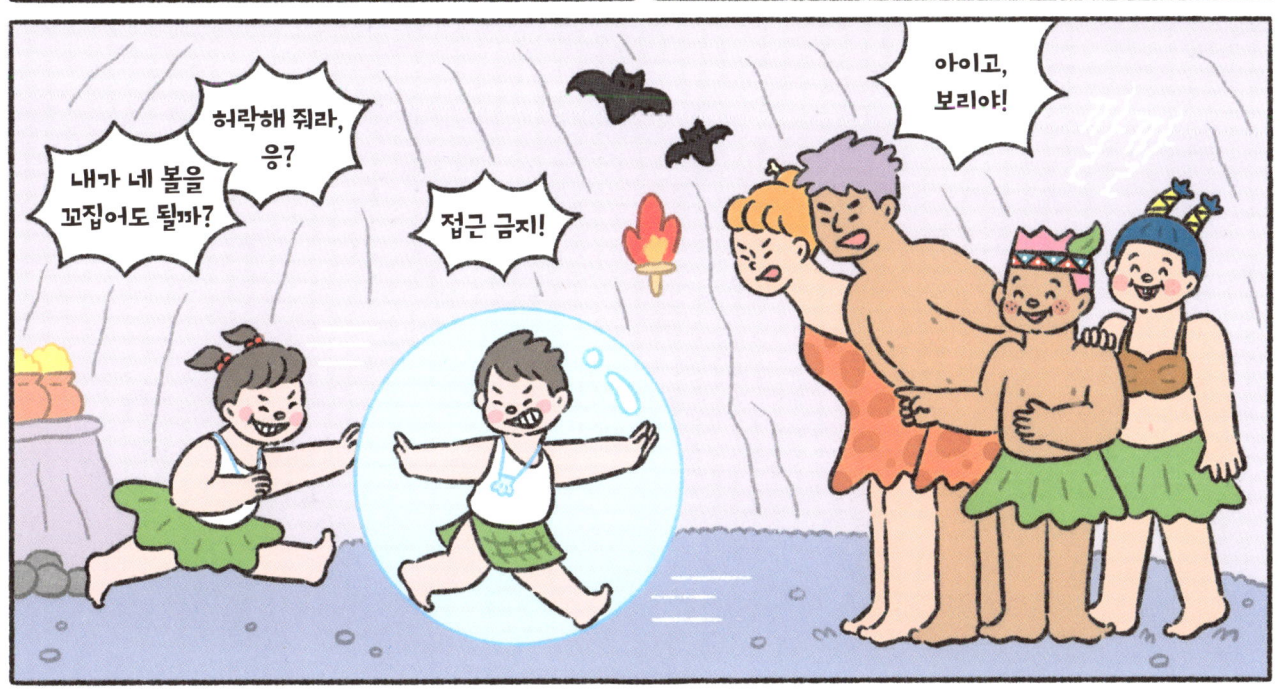

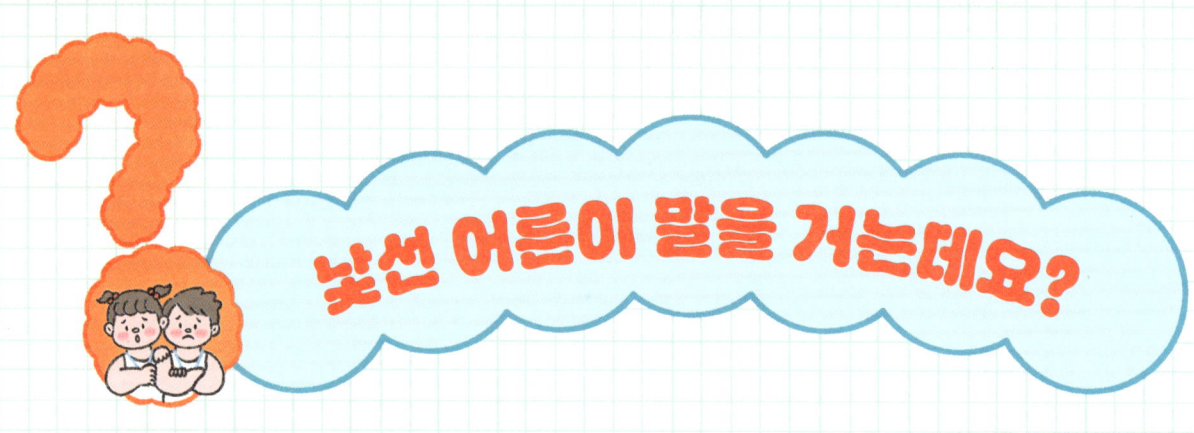

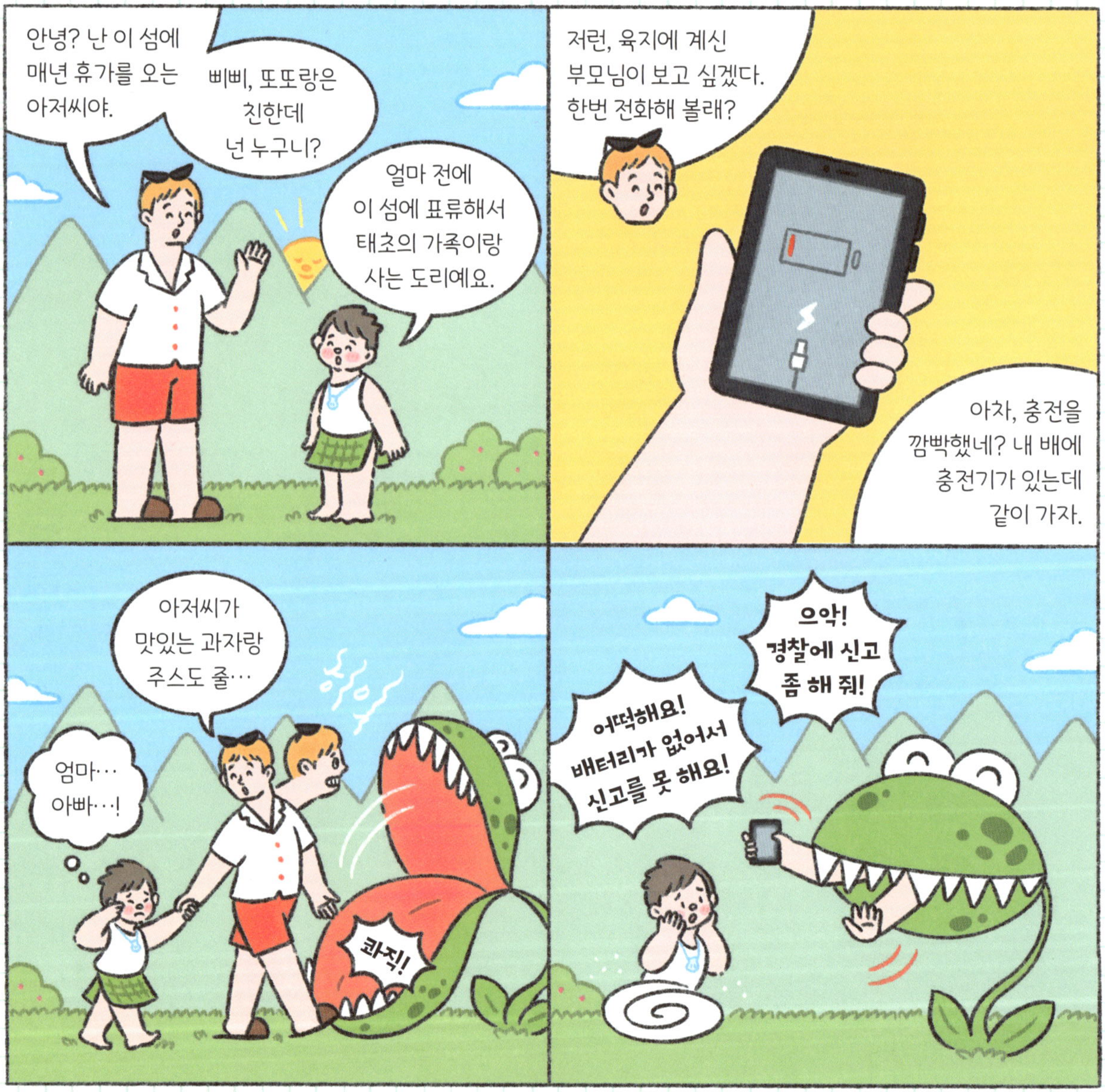

일단은 조심해야 해

**부모님이 아닌 어른을 함부로 믿으면 안 돼.
세상에는 좋은 어른이 많지만 나쁜 어른도 있기 때문이야.**

 난 이 자리를 오랫동안 지켜 온 파리지옥이야. 태초의 섬에서 파수꾼 역할을 하고 있지. 그동안 수많은 사람을 관찰하며 깨달은 점이 있어. 이참에 너에게도 그걸 알려줘야겠다. 네가 보기에는 누가 착한 사람이고 누가 나쁜 사람인 것 같니?

해적 모자를 쓴 아저씨가 나쁜 사람 같다고? 땡! 저 아저씨는 그저 해적 옷을 입은 것뿐이야. 겉모습만으로는 누가 나쁜 사람인지 알 수 없단다. 나쁜 사람은 험악하게 생겼을 수도 있지만, 온화하게 생겼을 수도 있거든. 나도 생긴 것만 보면 이빨이 뾰족뾰족 무섭게 생겼잖아. 그런데 나쁜 어른들의 공통점이 있어. 자꾸만 너희를 어디론게 데려가려고 한다는 거야.

나쁜 어른이 즐겨 하는 말

1 선물을 주면서 따라오라고 한다.

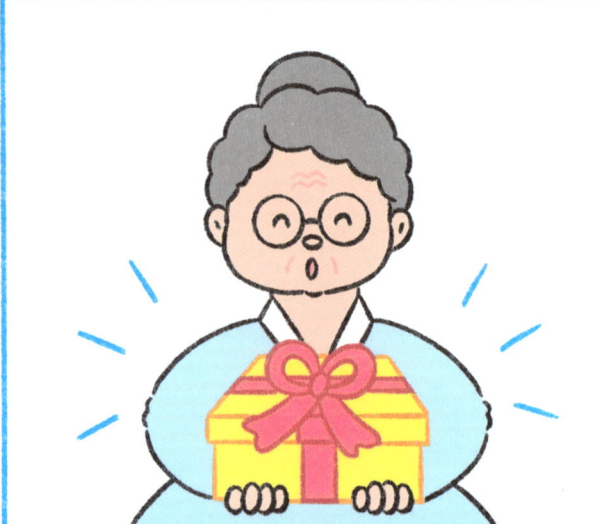

2 부모님 친구라면서 같이 가자고 한다.

3 길을 모른다면서 데려다 달라고 한다.

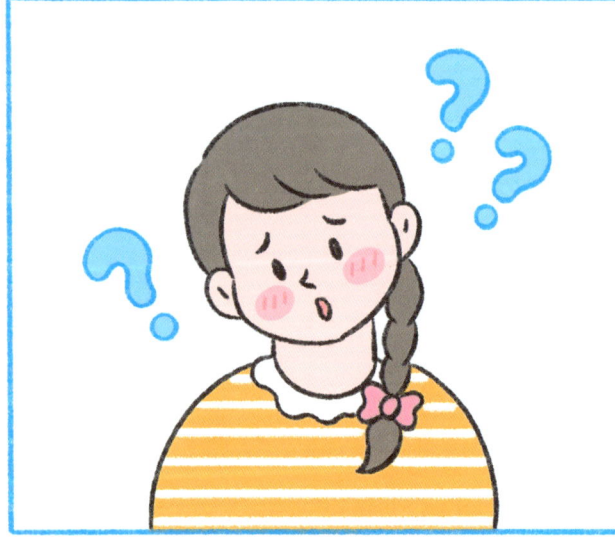

4 무거운 짐을 들어 달라고 한다.

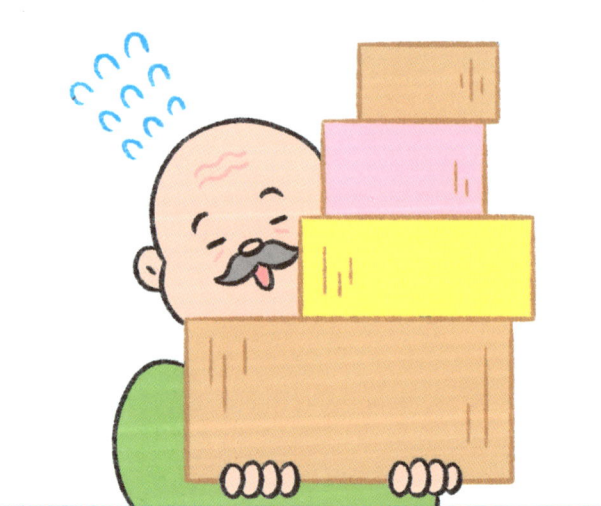

이런 일이 너에게 일어난다면 절대로 따라가서는 안 돼. 네가 싫다고 하는데도 끈질기게 따라오라고 한다면 그 사람은 나쁜 어른이 맞아. 그럴 때는 확실하게 거절해야 해. 거절은 나쁜 게 아니라 내 마음을 정확하게 표현하는 방법이라는 사실, 기억하고 있지?

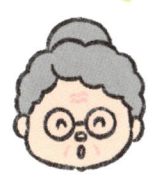
나한테 게임기가 있는데 할머니랑 같이 게임할래?

감사하지만 친구들이랑 놀 거예요.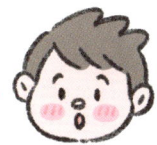

너 이모부 기억 안 나니? 너희 집에 가는 길인데 같이 가자.

기억 안 나요. 부모님이 모르는 사람 따라가지 말랬어요.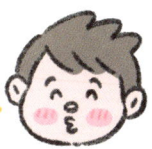

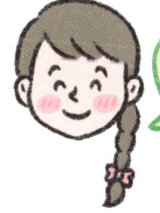
지하철로 가는 길을 잘 모르겠네. 같이 가 줄 수 있을까?

저도 잘 몰라요. 지도 애플리케이션으로 찾아 보세요.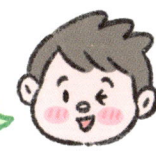

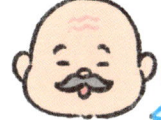
짐이 무거워서 허리가 아프구나. 착한 어린이, 할애비 좀 도와주련?

저는 힘이 세지 않아요. 다른 어른에게 부탁하세요.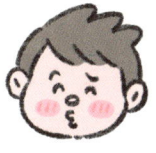

 양치를 잘하면 충치가 생기지 않듯, 평소에 조심하는 습관을 기르면 나쁜 어른이 너에게 관심을 갖지 않을 거야. 위험한 일이 생기고 나서 해결하는 것보다, 그런 일이 생기지 않도록 미리 조심하는 것이 좋아.

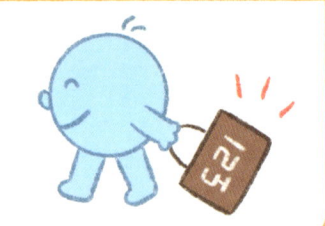

눈에 띄는 곳에 이름 안 적기

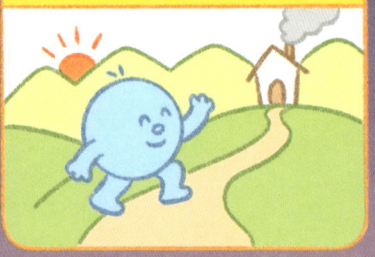

해 지기 전에 집에 들어가기

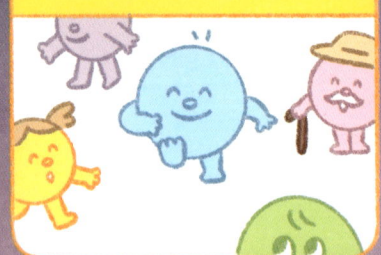

밝고 사람 많은 길로 다니기

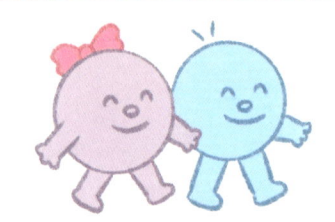

친구와 함께 다니기

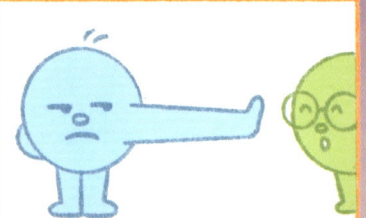

낯선 어른이 다가오면 물러서기

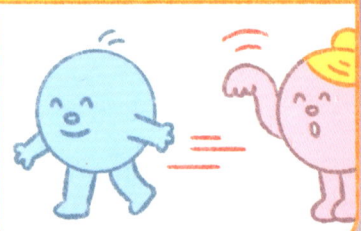

아는 어른이라도 안 따라가기

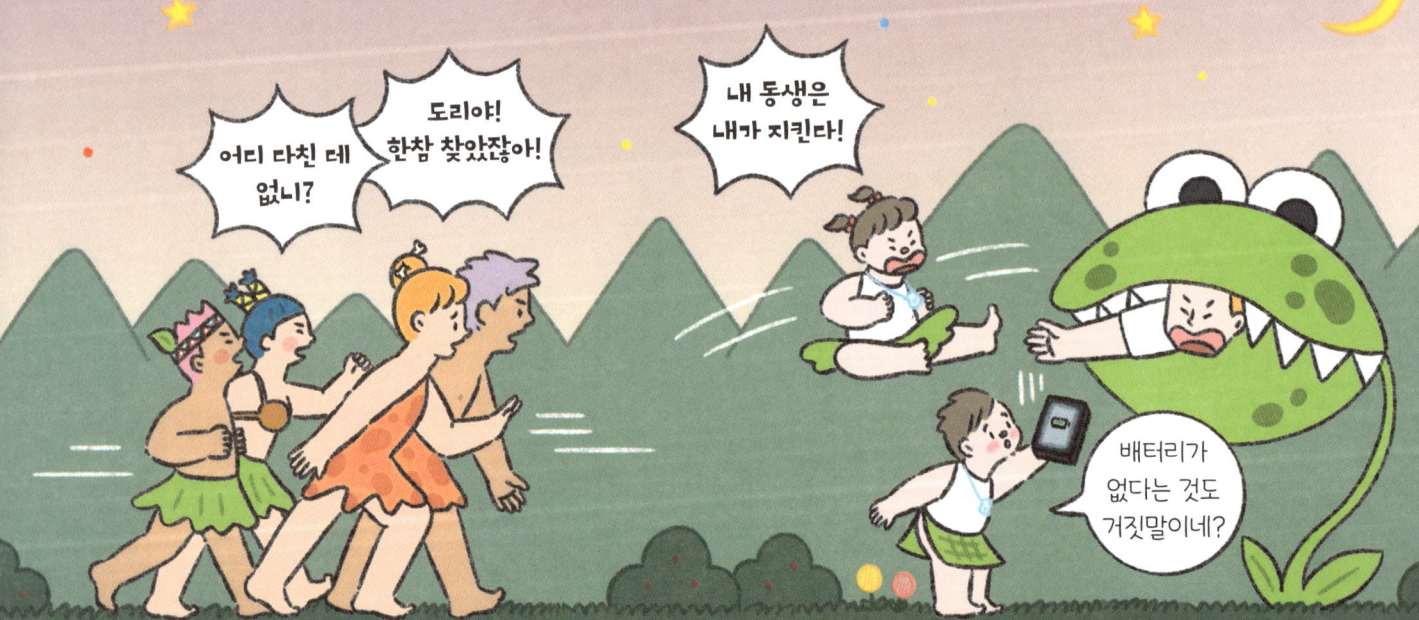

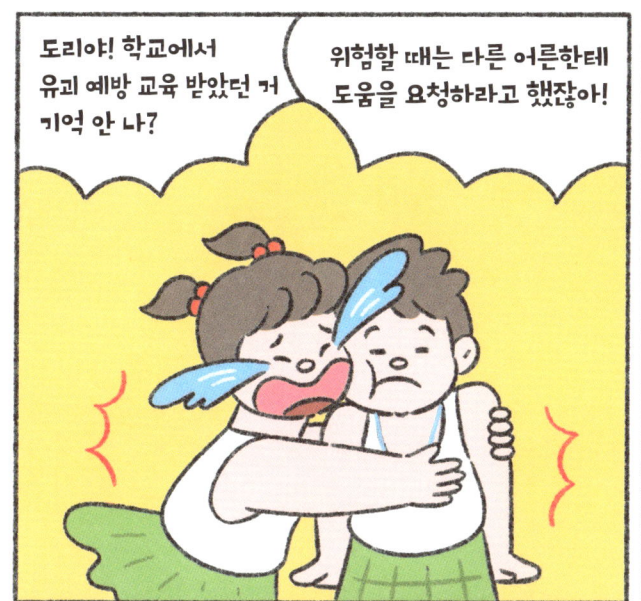
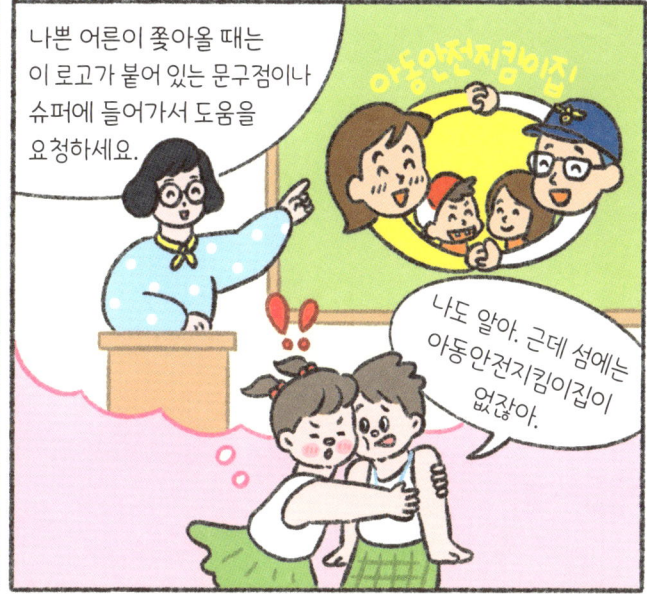
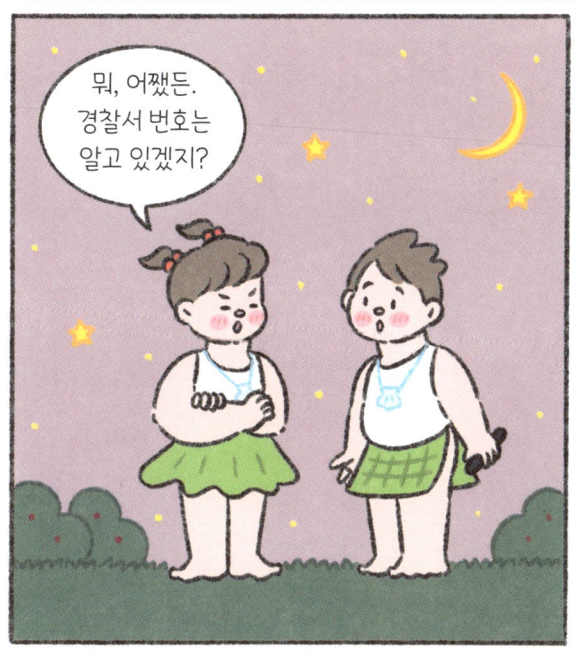
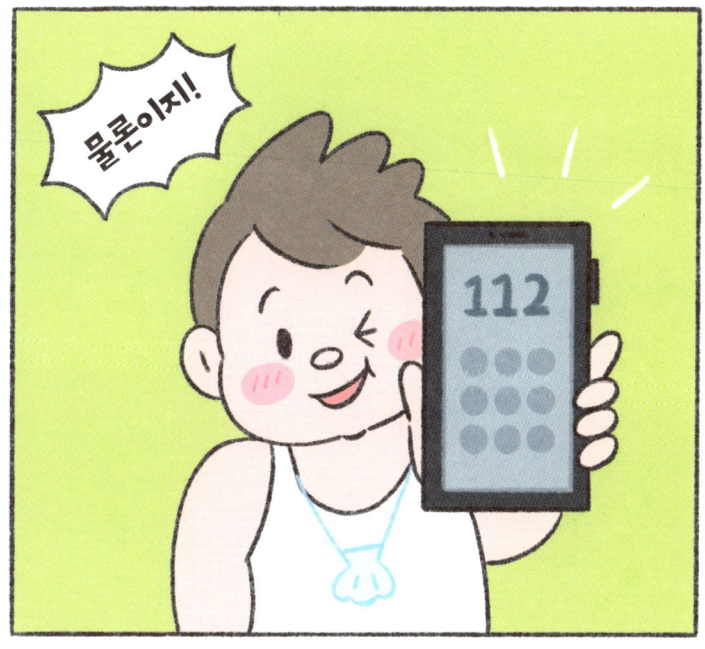

 이야, 나보다 유괴 예방 수칙을 더 잘 알고 있는걸? 그런데 막상 그런 상황에 놓이면 알고 있던 것도 바로 떠오르지 않을 수 있어. 당황하면 머릿속이 하얘지기 마련이거든. 그러니까 스스로를 지키는 방법을 평소에도 떠올리면서 가족이나 선생님과 함께 연습해 두자. 그렇다면 진짜 위험한 상황에 놓였을 때 씩씩하게 헤쳐 나갈 수 있을 거야!

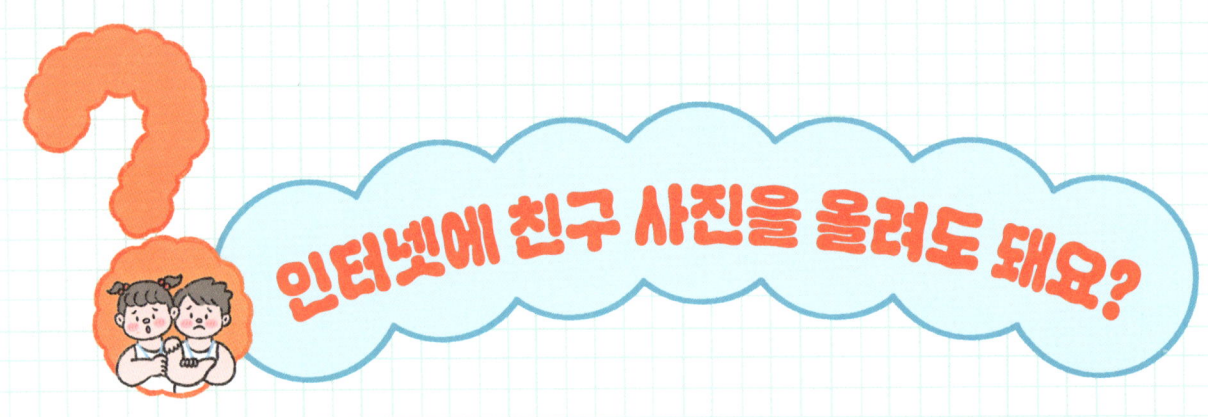

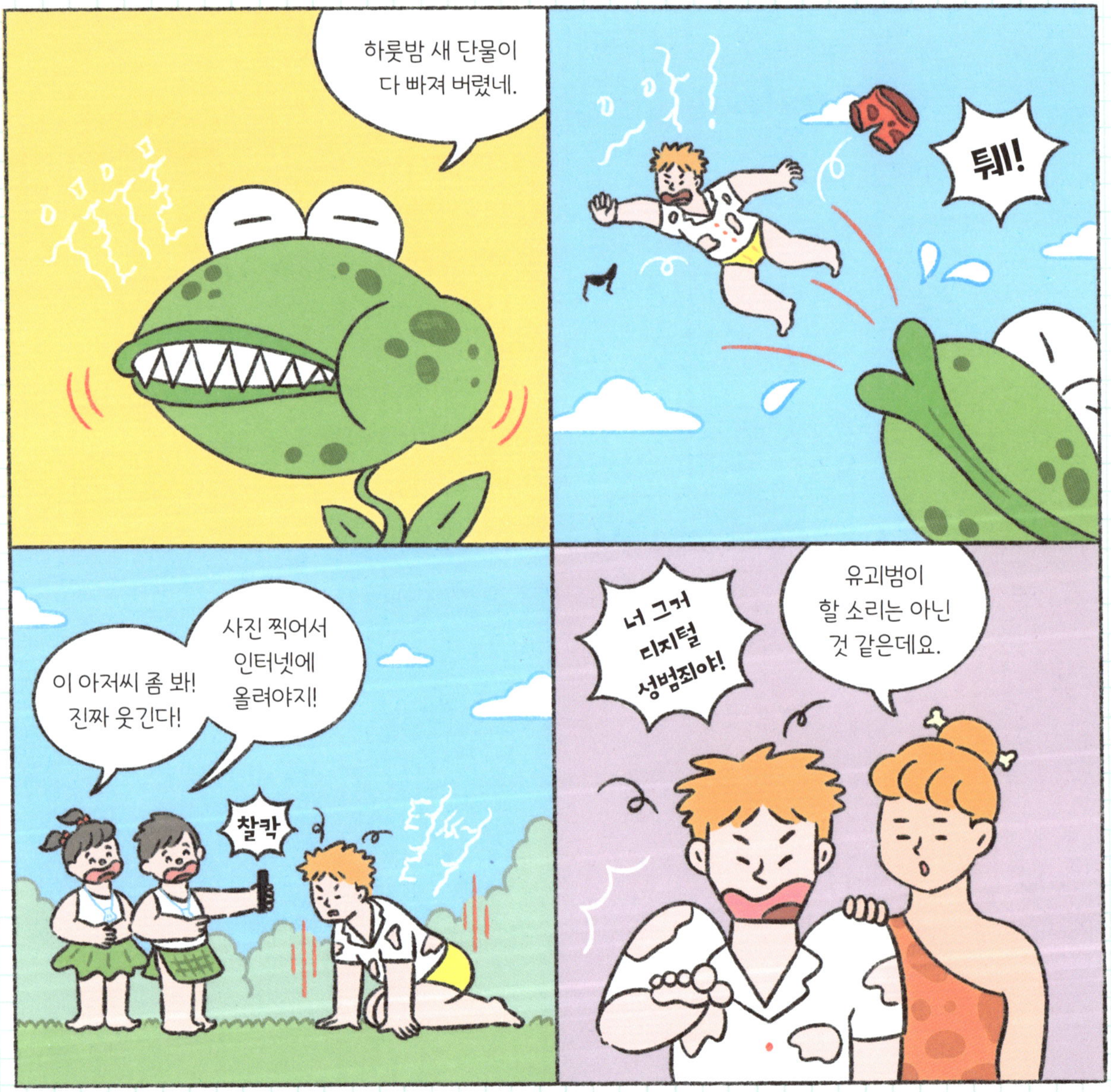

친구의 허락을 받아야 해

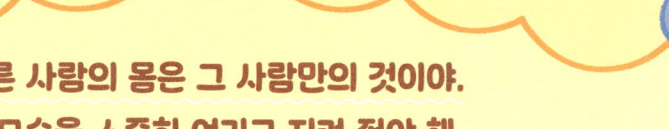

다른 사람의 몸은 그 사람만의 것이야.
그 모습을 소중히 여기고 지켜 줘야 해.

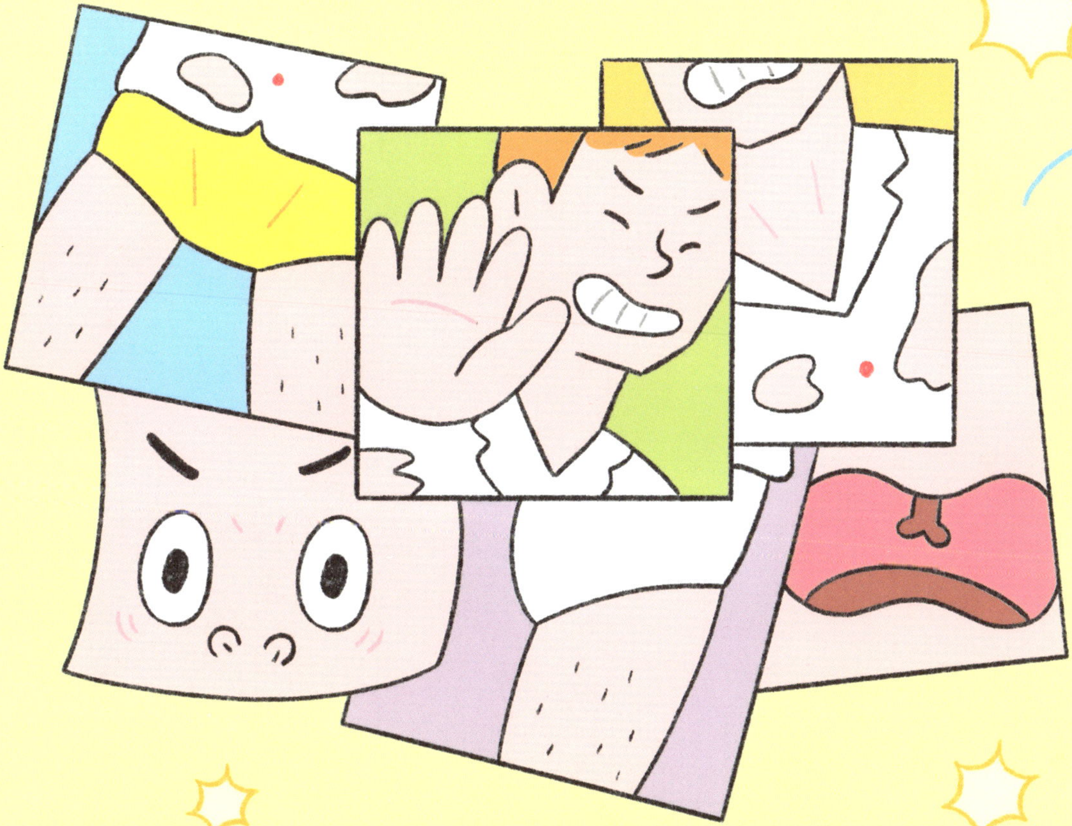

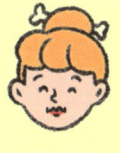
요즘은 많은 사람이 핸드폰을 가지고 있어서 사진을 쉽게 찍을 수 있어. 그렇게 찍은 다른 사람의 사진을 주고받거나 인터넷에 올리는 일도 많아졌지. 그런데 다른 사람의 신체 일부를 함부로 찍어 올리는 건 '디지털 성범죄'라는 아주 나쁜 행동이란다. 다른 사람을 찍을 때, 온라인에 올릴 때는 꼭 그 사람에게 동의를 얻어야 해.

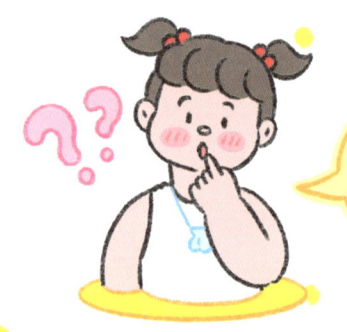

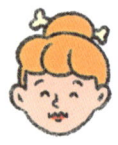
인터넷에 올라간 사진은 내가 모르는 사이에 많은 사람에게 퍼질 수 있어. 누군가가 그 사진을 엉뚱하게 합성하거나 AI(인공 지능) 프로그램으로 이상한 영상을 만들어 퍼뜨릴 수도 있지. 그런 일이 일어난다면 사진 속 사람은 마음에 큰 상처를 입게 될 거야.

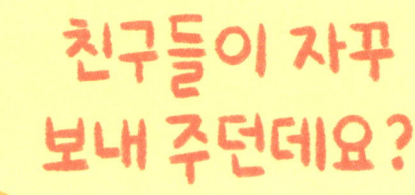 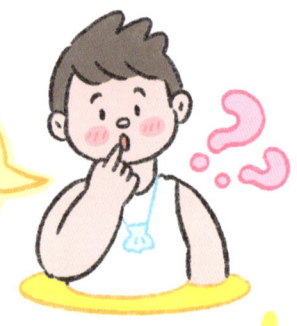

다른 사람이 몰래 찍힌 사진이나 영상을 보는 것도 옳지 않아. 그 사람에게 또다시 아픔을 주는 거니까. 만약 그런 사진이나 영상을 보게 된다면, 바로 화면을 끄고 부모님이나 선생님께 알려 드려야 해. 그리고 다른 친구에게 보여 주지 않는 게 좋아. 그게 바로 그 사람을 지켜 주는 방법이란다.

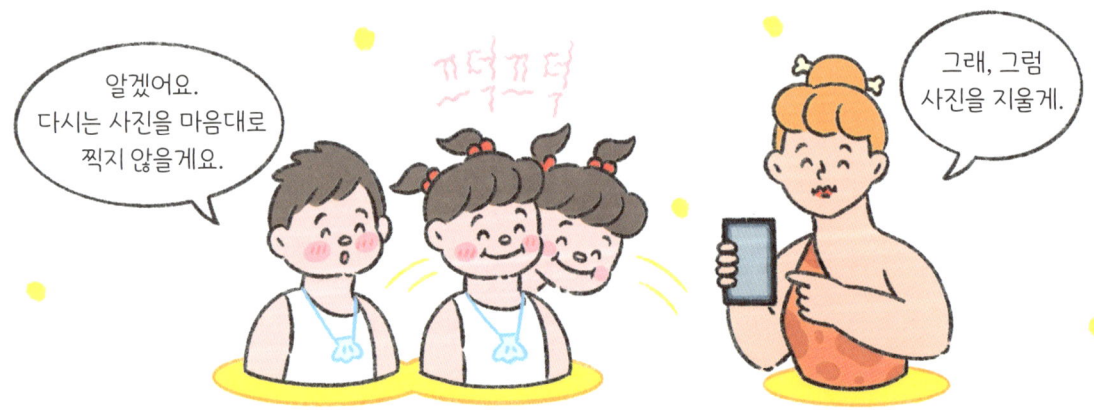

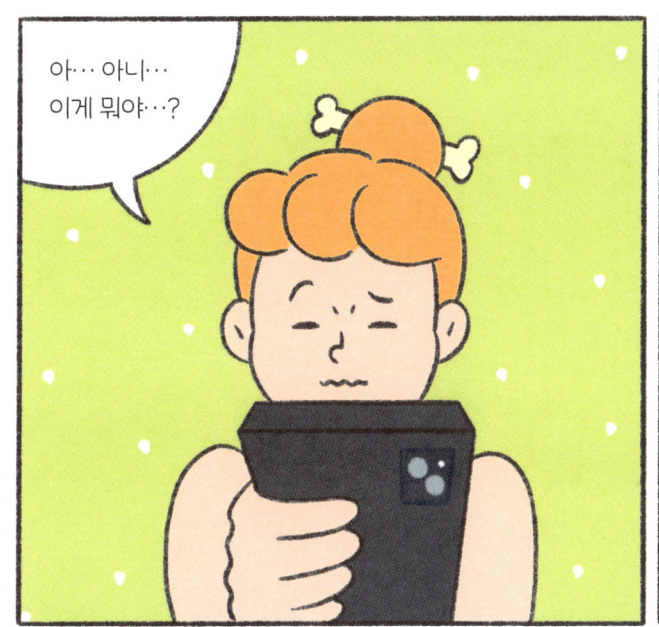
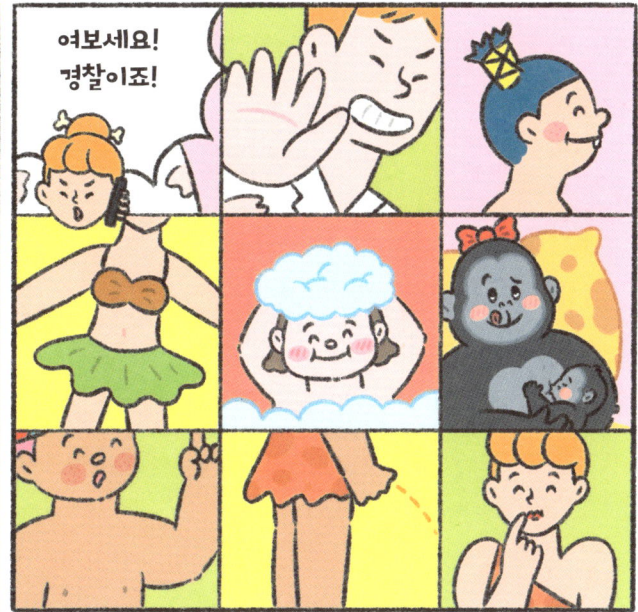
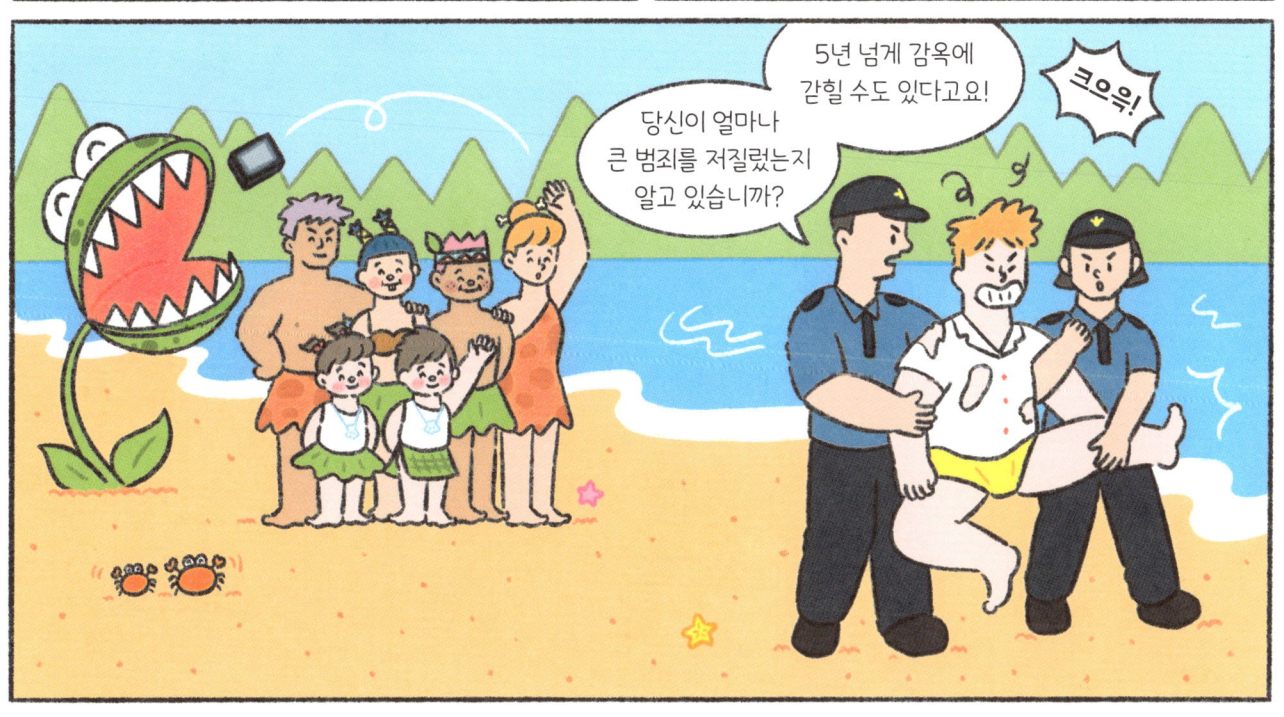

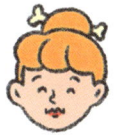 다른 사람을 몰래 찍거나 허락 없이 사진을 올리는 게 얼마나 나쁜 일인지 이제 알겠지? 다른 사람의 몸은 그 사람만의 것이야. 그 모습을 소중히 여기고 지켜 준다면, 더욱 안전하고 행복한 세상을 만들 수 있을 거야!

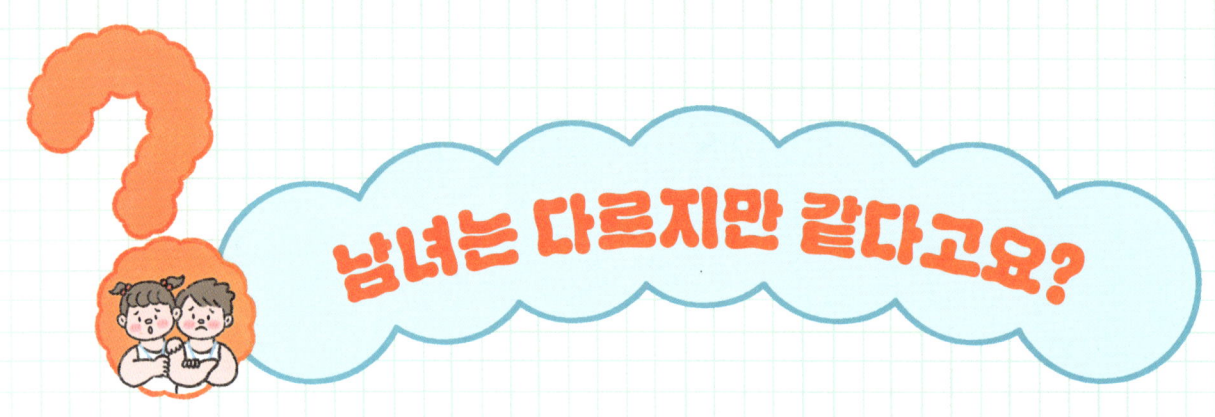

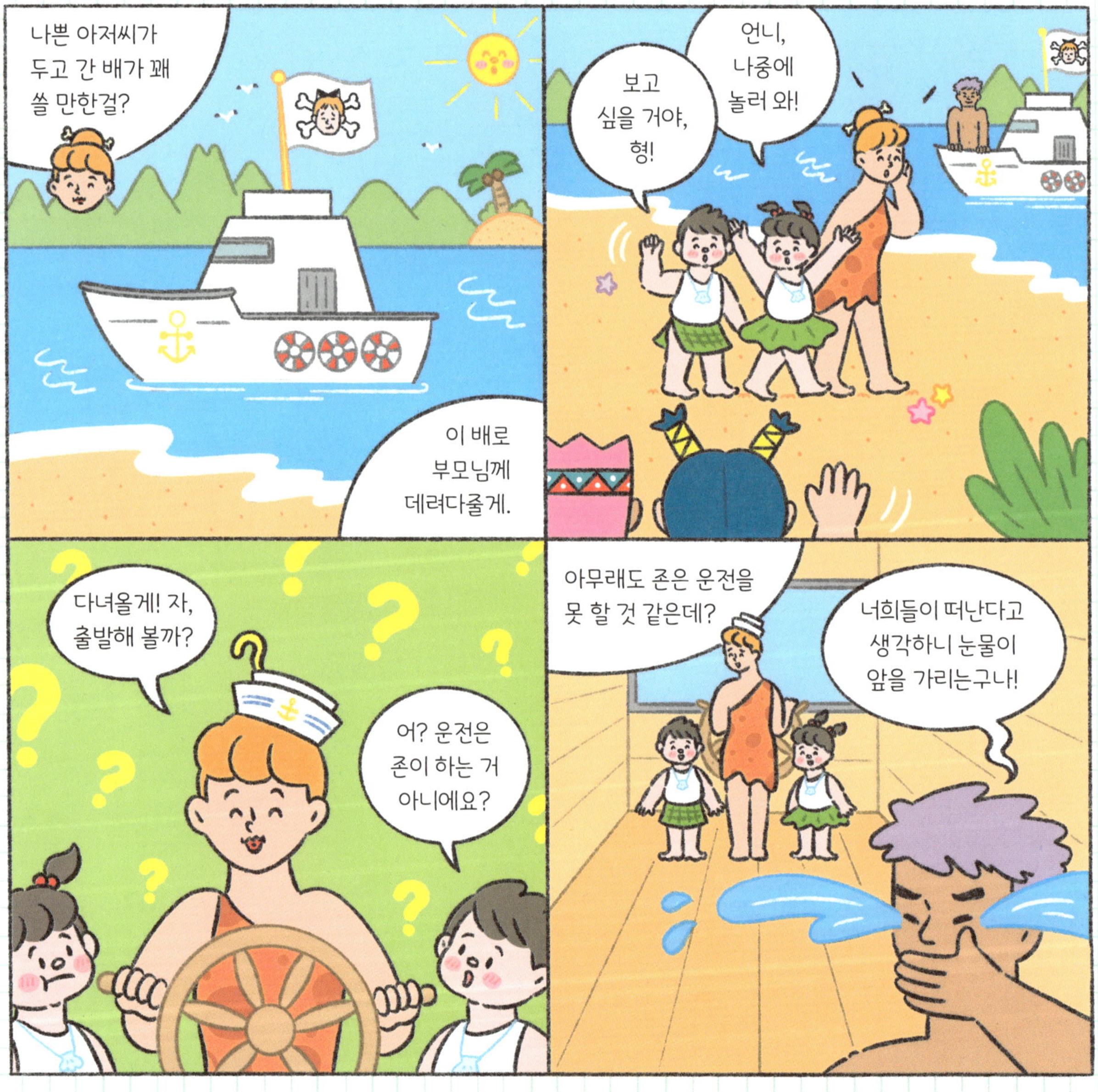

우리는 모두 존중받아야 해

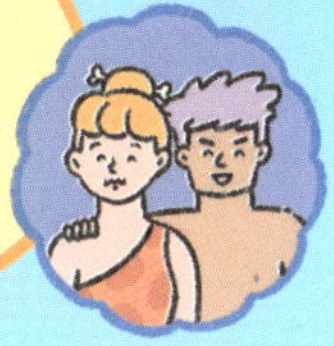

남자는 남자다워야 하고, 여자는 여자다워야 하는 게 아니야. 그냥 나다우면 돼.

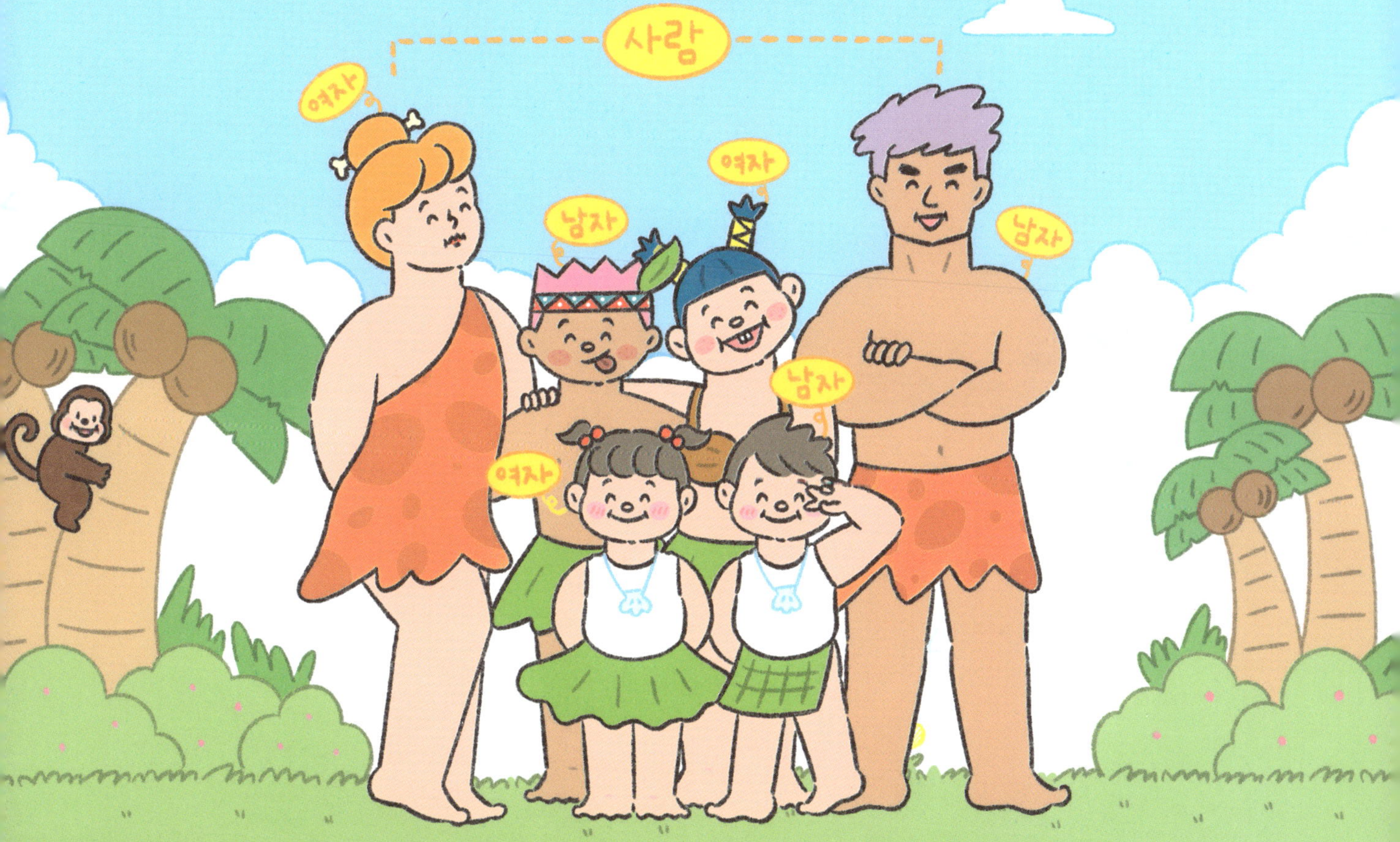

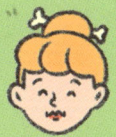
남자와 여자는 다른 점이 참 많아. 목소리도 다르고, 힘의 세기도 다르고, 몸을 이루고 있는 부분들도 조금씩 다르지. 그런데 서로가 아무리 다르더라도 변하지 않는 중요한 사실이 하나 있어. 그건 바로, 우리는 모두 소중한 '사람'이라는 점이야.

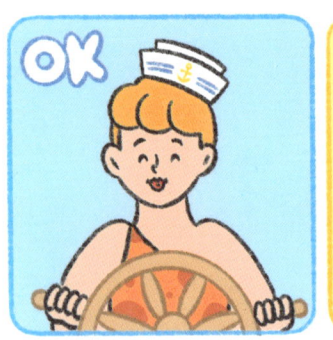 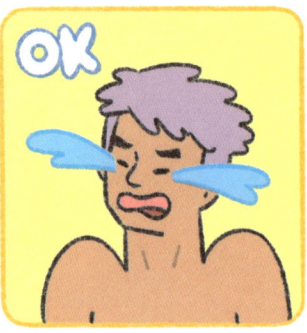 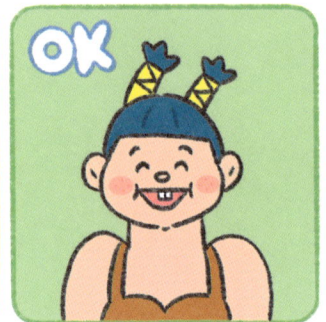 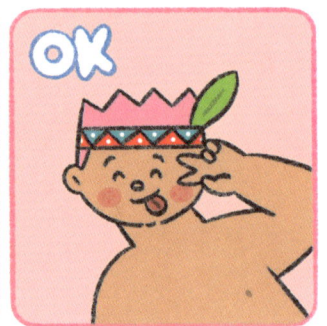

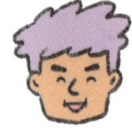 세상에 같은 사람은 단 한 명도 없어. 사람마다 개성도 성향도 모두 다르단다. 그러니까 여자가 커다란 배를 운전해도 괜찮고, 남자가 펑펑 울어도 괜찮은 거야. 삐삐는 파란색을 좋아하고 또또는 분홍색을 좋아하는걸. 그런데 너희가 육지로 돌아가면 이런 이야기를 들을지도 몰라.

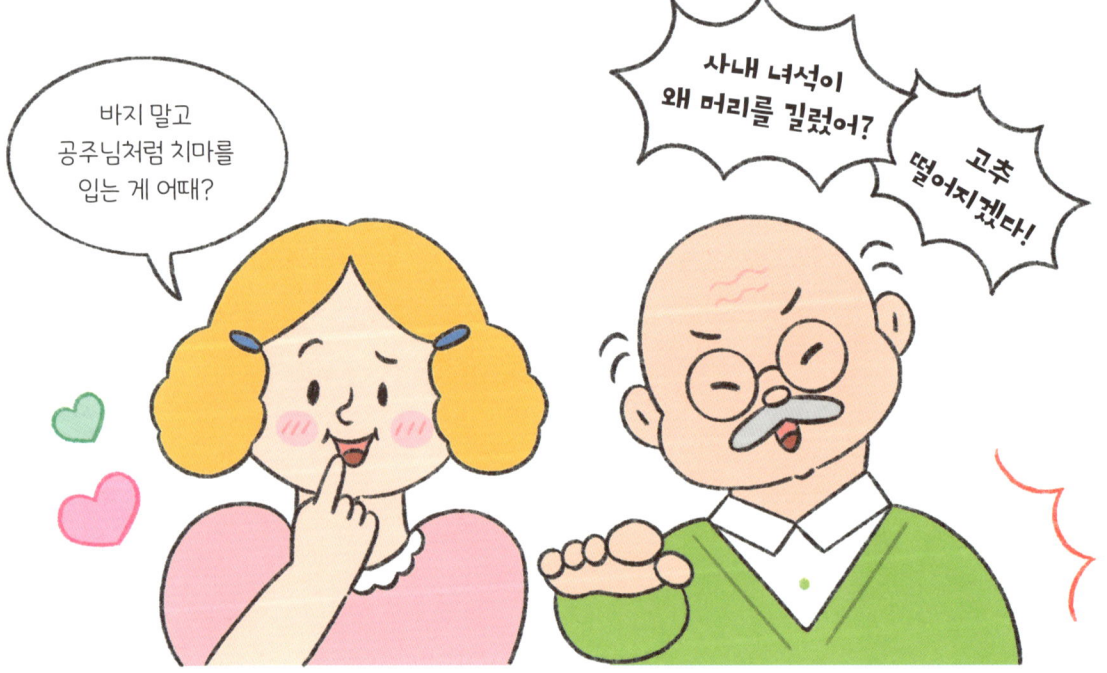

남녀를 구별하는 사람이 나쁜 건 아니야. 그저 잘 몰라서 하는 소리일 뿐이거든. 그러니까 그 사람들이 하는 이야기는 마음에 담아 두지 않았으면 해. 네가 어떤 일을 하고 싶은지, 어떤 사람이 되고 싶은지, 너의 마음을 따라 선택하는 것에 집중하렴.

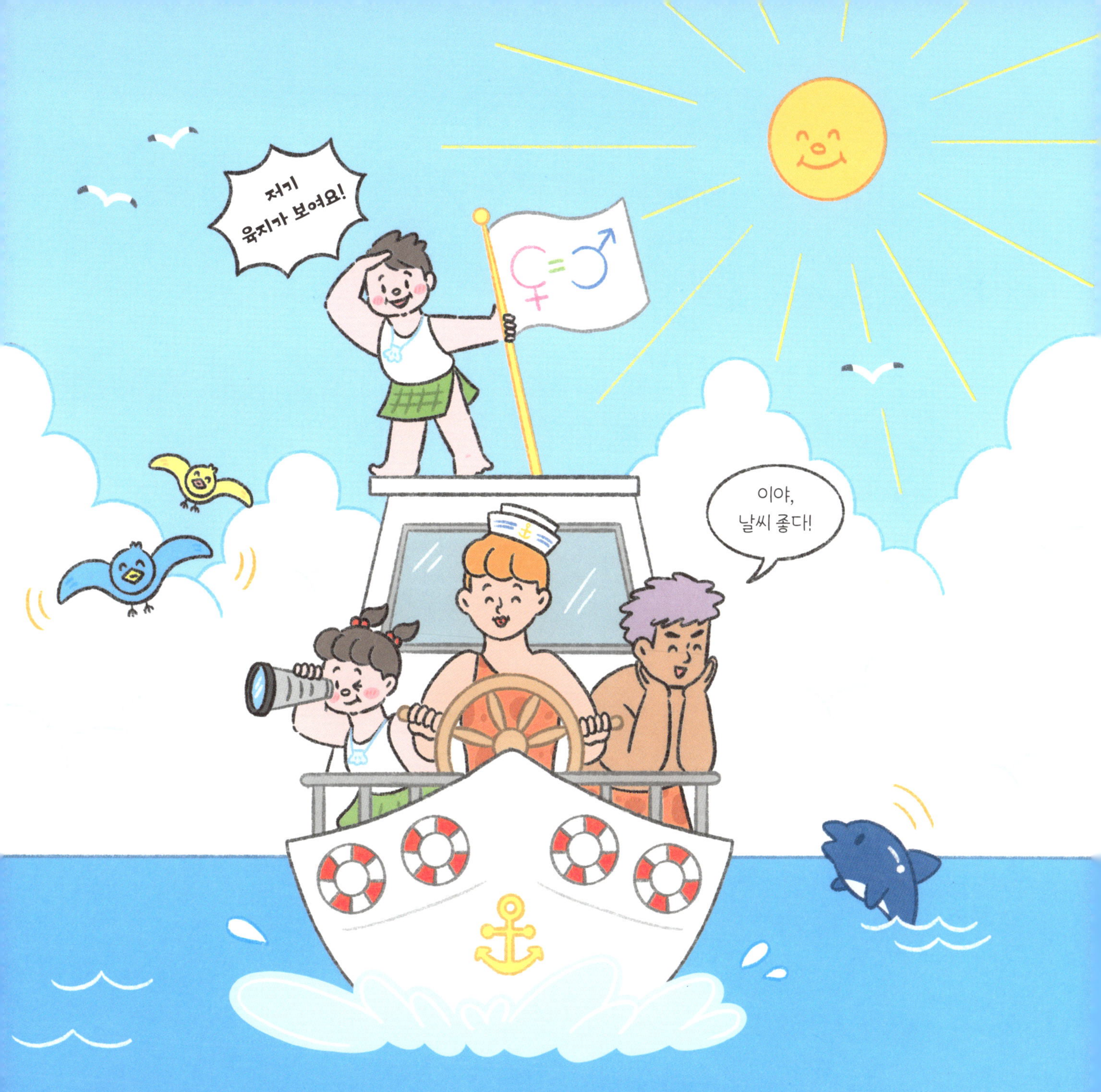

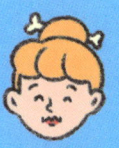 하나 당부하고 싶은 건, 다른 사람의 선택도 존중해 주었으면 한다는 거야. 다르다고 해서 틀린 건 아니니까 말이야. 이렇게 서로를 존중하며 함께 살아간다면 육지도 꽤나 행복한 곳이 될 수 있겠지? 보리와 도리, 너희가 바로 그 시작이 될 거라고 믿어!

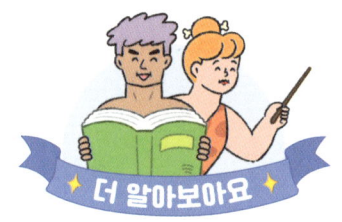

나를 지키고 남을 존중하는 방법

친구 집에 놀러 갈 때는 초인종을 눌러요. 부모님 방에 들어가기 전에도 노크를 하지요. 우리는 왜 초인종을 누르고 노크를 하는 걸까요? 그건 그 사람만의 공간에 들어가기 전에 허락을 구하는 거예요. 상대방에게 가까이 다가갈 때도 마찬가지예요. 눈에는 보이지 않지만 우리 몸 주변에도 경계가 있답니다. 양팔을 좌우로 뻗었을 때의 거리, 그 안에는 내가 허락한 사람만 들어올 수 있어요. 우리는 서로의 경계를 존중해야 해요.

그런데 이따금, 내가 허락하지 않은 어른이 경계를 넘어와 내 몸을 만지려고 할 수도 있어요. 이럴 땐 단호하게 "싫어요!"라고 말하고 그 자리에서 벗어나야 해요. 그리고 부모님이나 선생님께 알려야 한답니다. 나쁜 일을 한 사람은 벌을 받아야 해요. 우리나라 법에서는 16세 미만의 아이에게 성적으로 접촉하는 어른을 엄하게 처벌하거든요. 평소 잘 알고 지내던 어른이라도 예외는 없어요.

몸에만 경계가 있는 건 아니에요. 마음에도 경계가 있어요. 상대방을 존중하지 않는 말을 하면 마음의 경계를 멋대로 침범하는 거예요. 그런데 요즘에는 다른 사람을 놀리거나 웃음거리로 만들며 즐거워하는 일이 많아졌어요. 내가 소중한 만큼 다른 사람도 소중해요. 나이가 많든 적든, 남자든 여자든, 어느 나라 사람이든 상관없이 존중 받아야 한다는 사실을 잊지 마세요.

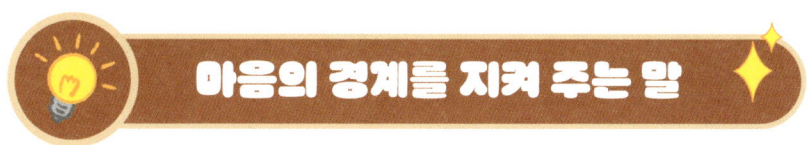

마음의 경계를 지켜 주는 말

'혀 아래 도끼 들었다'라는 속담을 들어 본 적 있나요? 무심코 뱉은 말 한마디가 상대방에게 커다란 상처를 줄 수 있으니 말을 조심하라는 뜻을 지니고 있지요. 그런데 유행어나 비속어를 따라하다 보면 나도 모르는 사이 내 말이 도끼처럼 날카로워질 수 있답니다. 여러분이 무심코 사용했던 말 중 도끼 같은 것은 없었는지 떠올려 보세요. 그리고 어떻게 하면 상대방을 부드럽게 보듬어 주는 말로 바꾸어 말할 수 있을지도 생각해 보아요.

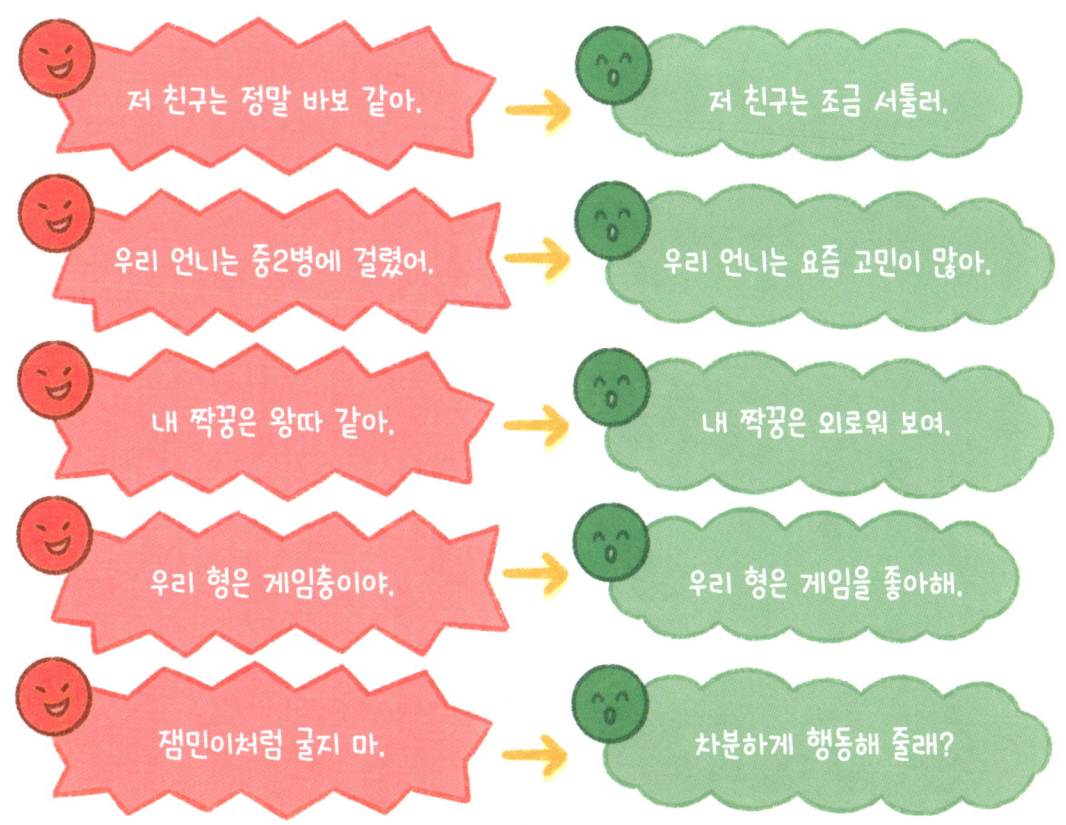

저 친구는 정말 바보 같아.	저 친구는 조금 서툴러.
우리 언니는 중2병에 걸렸어.	우리 언니는 요즘 고민이 많아.
내 짝꿍은 왕따 같아.	내 짝꿍은 외로워 보여.
우리 형은 게임충이야.	우리 형은 게임을 좋아해.
잼민이처럼 굴지 마.	차분하게 행동해 줄래?

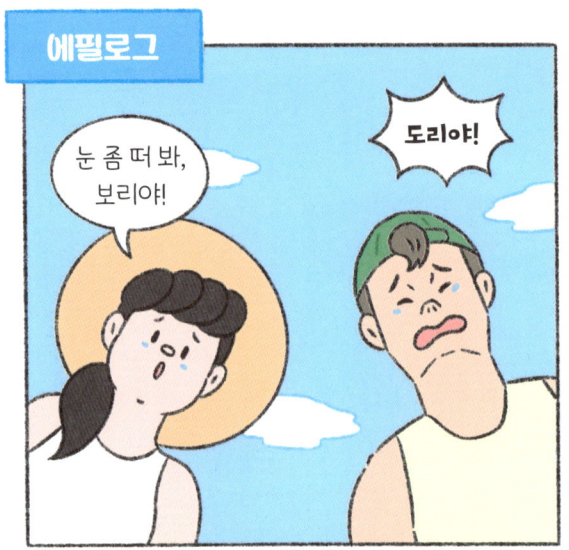
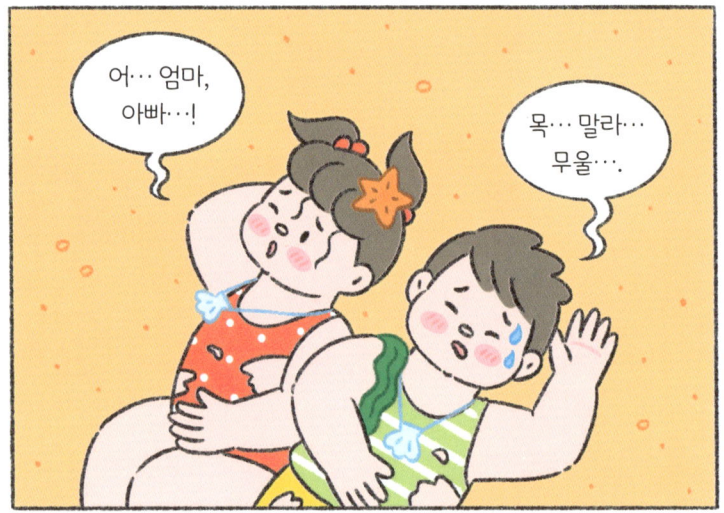
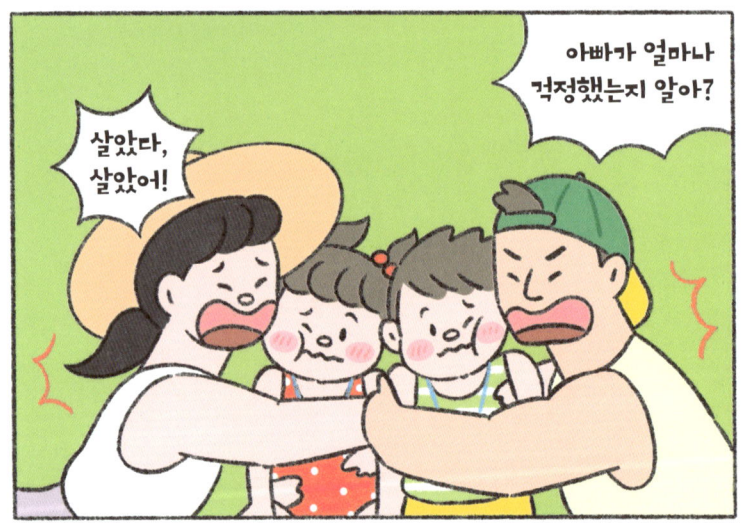
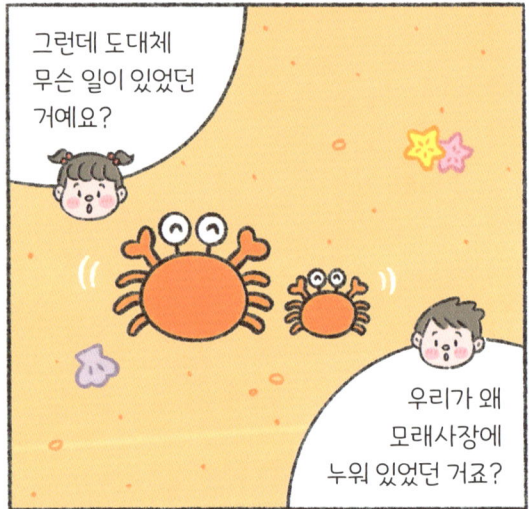
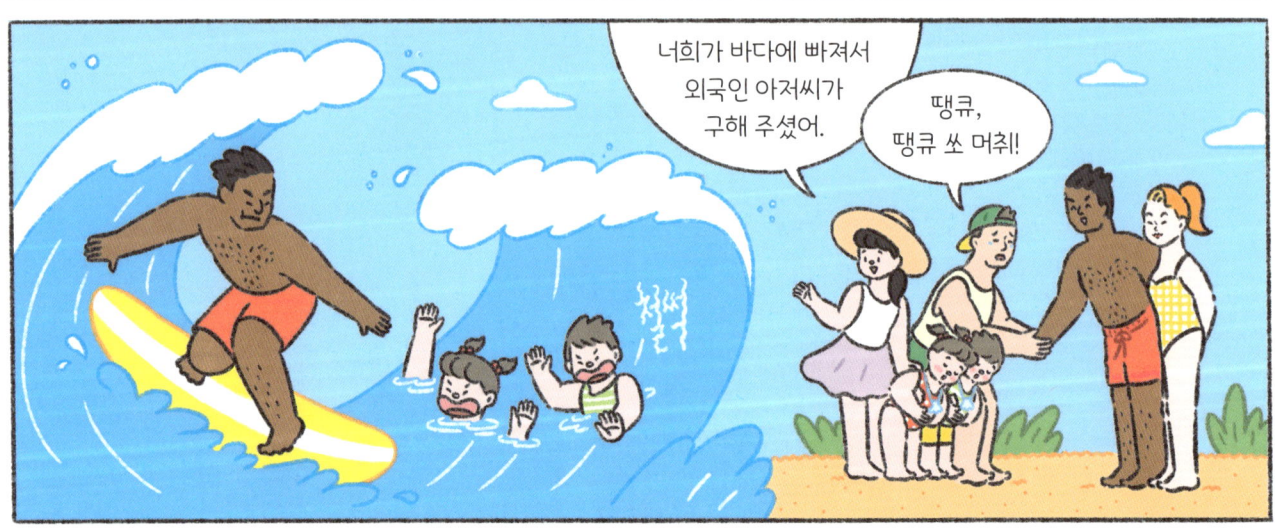

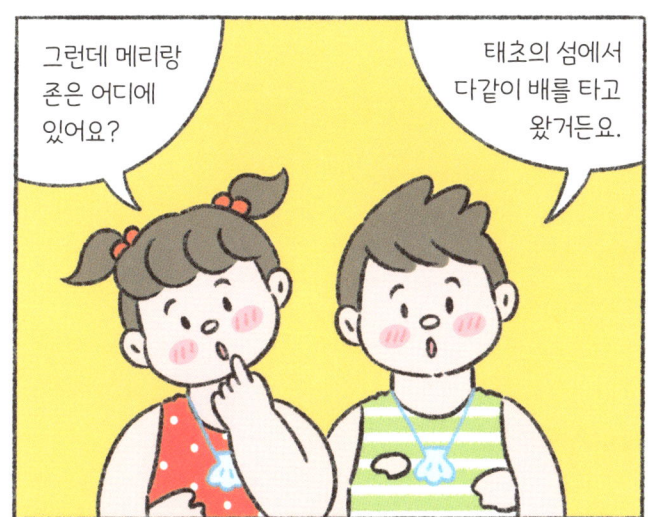
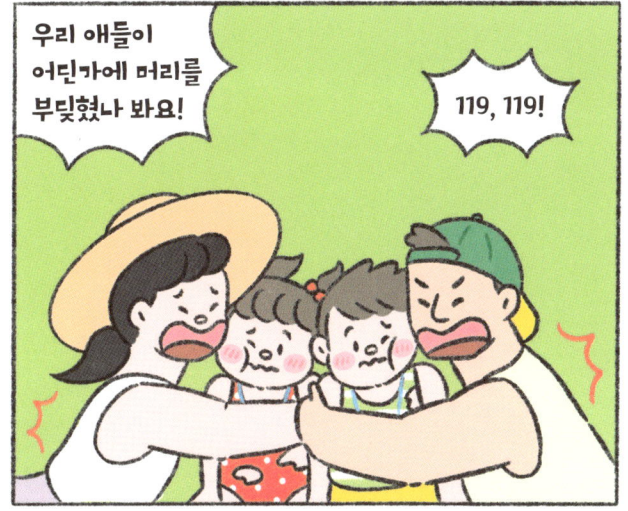
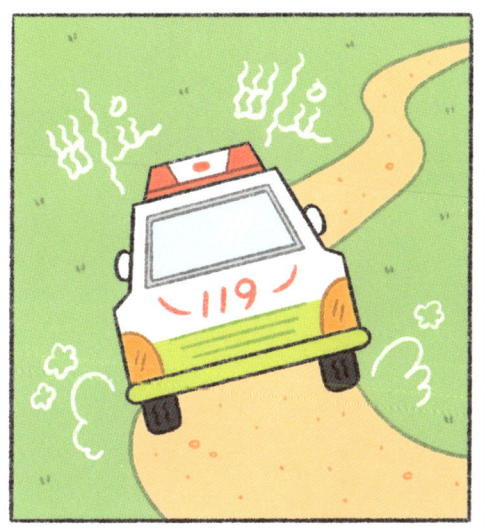
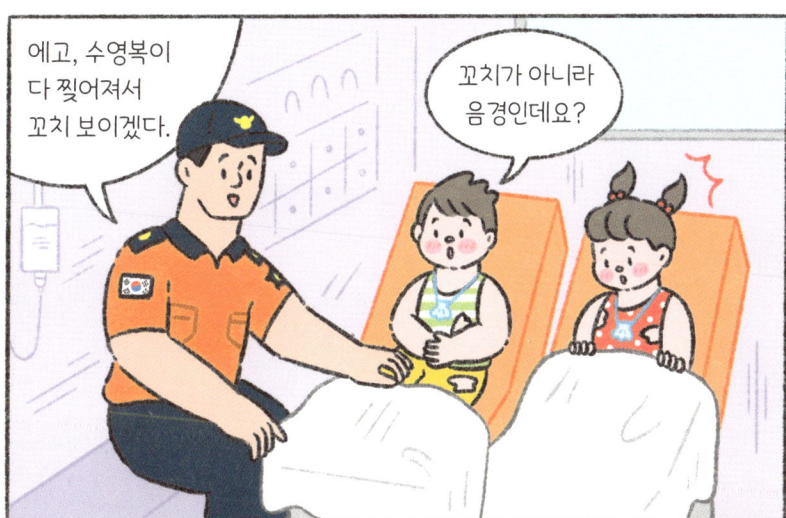
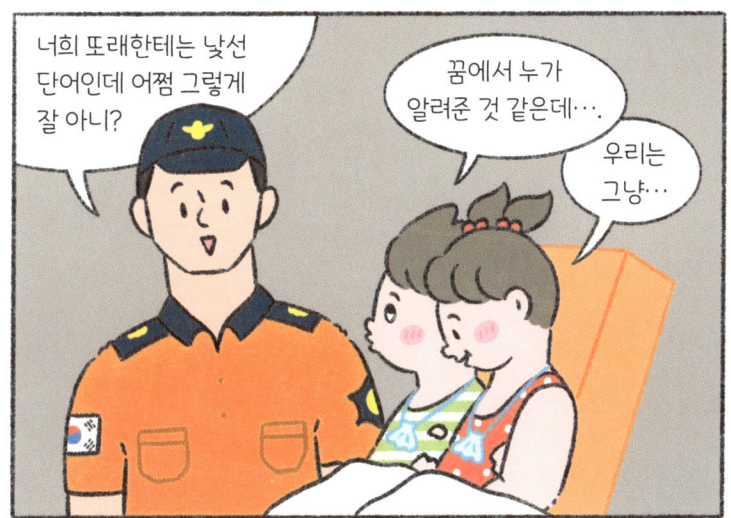
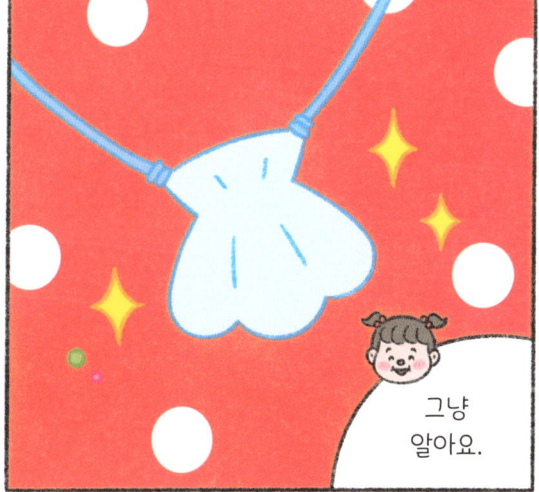

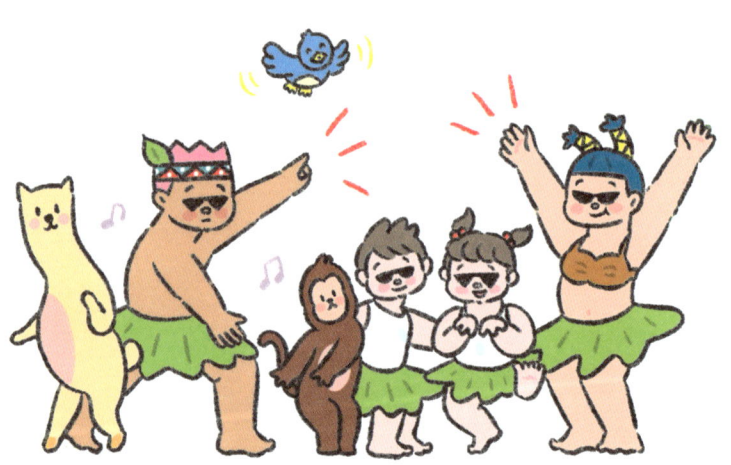

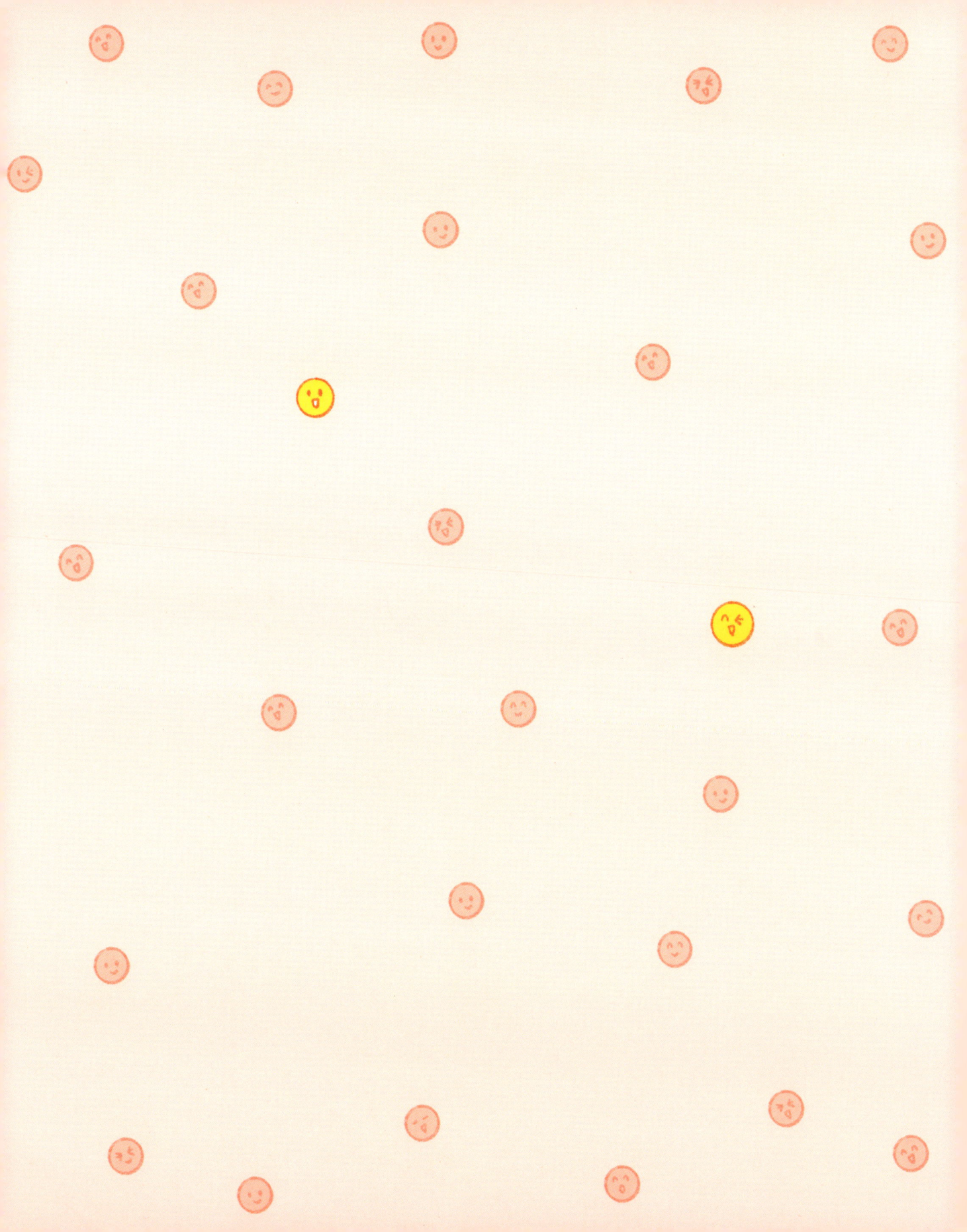